ISBN 978-3-662-23745-8 ISBN 978-3-662-25844-6 (eBook)
DOI 10.1007/978-3-662-25844-6

Erschienen in „Wissenschaftliches Archiv für Landwirtschaft“
Abt. B. Tierernährung und Tierzucht. Band 3. 1930

Inhalt.

I. Biometrische Studien über das Wachstum von Pferden.

Die weite Verbreitung, welche die Tierkörpermessungen an Nutztieren heute gefunden haben, beweist uns schon allein, welchen großen Nutzen derartige Untersuchungen für die Formenlehre unserer Wissenschaft besitzen. Während diese Arbeiten zunächst zum Zwecke der Feststellung der Größenverhältnisse verschiedener Rassen vorgenommen wurden, ist später innerhalb der Rasse vor allem die Entwicklung der Tiere von der Geburt bis zum Wachstumsabschluß verfolgt worden.

Umfangreiche Messungen an Pferden sind erst in den letzten 3 Jahrzehnten ausgeführt worden. Anfangs war es *Simon v. Nathusius*, der immer wieder in Wort und Schrift an Hand tausender Meßresultate auf die Bedeutung der Tierkörpermessungen innerhalb einer Rasse hinwies. Es dauerte lange, bis diese Erkenntnis auch in den Kreisen praktischer Landwirte Anerkennung fand, und heute zweifelt wohl kein ernstlicher Züchter mehr an dem Wert derartiger Untersuchungen.

Entsprechend der einstigen vorwiegenden Bedeutung der Warm- und Vollblutpferde für die Landespferdezucht sind an leichtem Pferdematerial weit mehr Messungen vorgenommen worden als an schweren Schlägen. Es ist nicht möglich, im Rahmen vorliegender Arbeit auf die Einzelheiten dieser Abhandlungen, von denen die wichtigsten einer kurzen Betrachtung unterzogen werden sollen, einzugehen.

So wurde in Trakehnen von *G. Ammon*[19] (1884) und *E. Miekley*[13] (1894) an wachsenden Pferden vor allem die Größenzunahme ermittelt und dabei festgestellt, daß das Wachstum bis in das 5. Lebensjahr hinein erfolgt. Ebenfalls mit Trakehner Pferden beschäftigt sich eine Abhandlung neueren Datums von *Fr. Schilke*[16], worin die Durchschnittsmaße von 5 Jahrgängen ermittelt werden und die Körperentwicklung an Hand von Maßzahlen erläutert wird.

Die Erhebungen *F. Schöttlers*[17] an hannoverschen Halbblütern erstrecken sich auf den Zuwachs des Röhrbeins, der Widerristhöhe, der Beinlänge und des Brustumfangs und geben uns Unterlagen zur Kenntnis des Entwicklungsverlaufs bei Absatzfohlen des Warmblutes. Aus den Ergebnissen dieser Messungen sei hervorgehoben, daß eine Asymmetrie der Vordergliedmaßen festgestellt wurde, wobei der rechte Metacarpus der stärkere war. Ferner geht aus ihnen hervor, daß die Röhrbeinstärke des frühreifen Kaltblüters diejenige des Halbblutpferdes von Geburt an ständig beträchtlich übertrifft. Bereichert wurden diese Untersuchungen beim Warmblut noch durch Wachstumsstudien von *W. Völtz*[21] an ostpreußischen Halbblutfohlen. Letzterer stellt bei einem Vergleich der eigenen Meßresultate mit denen von *F. Schöttler* fest, daß die Ostpreußen nicht so großwüchsig und frühreif sind wie die Hannoveraner.

Die Veränderung der Körperform von der Geburt bis zum Wachstumsabschluß behandelt eine auf sehr zahlreiches Material gestützte Arbeit von *E. Iwersen*[9] mit holsteinischen Marschpferden; sie stellt uns die in den einzelnen Entwicklungsstadien vorhandenen morphologischen Verhältnisse bei Warmblutfohlen dar und gibt somit die Möglichkeit, diese mit dem erwachsenen Normaltyp in Beziehung zu setzen.

Der Entwicklungsverlauf bei diesen Halbblütern ist kurz folgender: Im 1. Jahre treten vor allem die Zunahmen der Höhenmaße und der Rumpflänge in Erscheinung, die Breitenmaße folgen an 2. Stelle. Das 2. und 3. Jahr ist durch den Zuwachs der Brust- und Kruppenmaße und des Röhrbeins gekennzeichnet. Noch im 4. und 5. Jahre sind die Zunahmen aller Körpermaße nicht unbeträchtlich

Erst in den letzten Jahrzehnten, in denen die Kaltblutzucht mehr und mehr an Boden gewann, begann man auch dieser Rasse mehr Beachtung zu schenken. Und hier war es wieder *S. v. Nathusius*[14], der uns umfangreiches Zahlenmaterial verschaffte, das sich auf ausgewachsene Pferde bezieht. Die Ergebnisse dieser Messungen, ebenso derjenigen von *J. Böing*[1] mit Pferden des westfälischen Arbeitsschlages, und von *Korte*[12] mit solchen des Recklinghäuser Pferdes werden in vorliegender Arbeit an späterer Stelle einer vergleichenden Betrachtung unterzogen.

Die weit wichtigeren Untersuchungen an wachsenden Kaltblütern sind weniger zahlreich und bei der geringen Zahl der gemessenen Einzeltiere nicht immer als einwandfrei zu bezeichnen. Zuerst war es *Schröder-Brandehof*[18], der Wachstumsmessungen an Fohlen schweren Schlages vornahm; wenn es sich bei diesen Untersuchungen auch nur um 27 einjährige und 11 zweijährige Pferde handelte, so gaben sie uns wenigstens einige Anhaltspunkte, in welchem Maße die einzelnen Körperteile zunahmen. Weitere Messungsstudien an rheinisch-belgischen Pferden machte dann *H. Hübenthal*[7] an 5 Saugfohlen und 3 zweijährigen Fohlen. Die einzelnen Tiere wurden etwa $^3/_4$ Jahre lang alle 2 Monate gemessen: bei der geringen Zahl der Fohlen reichen die Ermittlungen jedoch nicht aus, um einen einwandfreien Wachstumsverlauf darlegen zu können. Auch *W. Zorn*[22] nahm außer an Tieren anderer Rassen auch an 28 schlesischen Kaltblutpferden Untersuchungen vor, die leider nur in einigen Altersklassen Ergebnisse bringen und deshalb trotz zum Teil guter Durchschnittszahlen vor allem für die Röhrbeinstärke in vorliegender Arbeit nicht berücksichtigt wurden.

Periodische und über einen großen Zeitraum ausgedehnte Messungen wurden in den letzten Jahren in Südhannover und Hessen von *A. Hering*[6] ausgeführt. Da zu diesen Versuchen umfangreiches Material wachsender Pferde herangezogen wurde, sind die ermittelten Durchschnittswerte von besonderem Wert; deshalb soll in vorliegender Arbeit an gegebener Stelle stets darauf Rücksicht genommen werden, um etwaige Unterschiede im Entwicklungsverlauf der Jugendklassen beider Zuchtgebiete würdigen zu können.

Um den verschiedenen Verlauf der Jugendentwicklung von Warm- und Kaltblutpferden zu veranschaulichen, wurden die Ergebnisse der obigen und der von *E. Iwersen* mit holsteinischen Marschpferden angestellten Erhebungen einer vergleichenden Betrachtung unterzogen, die in der Dissertation „Die Körperentwicklung des Kalt- und Warmblutpferdes“ von *H. Vogel*[20] niedergelegt ist. Auf die Einzelheiten dieser Gegenüberstellung kann hier nicht eingegangen werden. Es ist jedoch von Bedeutung, darauf hinzuweisen, daß der Wachstumsverlauf beider Rassen erhebliche Unterschiede aufweist, daß im besonderen das Kaltblutfohlen viel schnellwüchsiger, infolgedessen bedeutend früher erwachsen ist und an Masse das holsteinische Fohlen von Anfang an bei weitem überflügelt.

Die vorliegende Abhandlung soll durch periodische in kurzen Zeitabschnitten ausgeführte Messungen die Veränderung der Körperform des *provinzial-sächsischen Kaltblutpferdes* in seiner Entwicklungszeit erfassen. Außerdem sollen einige Untersuchungen über die Milchmenge säugender Stuten und damit verbundene Wägungen der Saugfohlen uns Aufklärung über die Ursache des schnellen Wachstums im 1. Lebensmonat geben.

Inwieweit die Haltungs- und Fütterungsverhältnisse die Entwicklung beeinflussen, kann hier nicht näher erörtert werden; an gegebener Stelle wird noch darauf zurückzukommen sein. Es ist anzustreben, möglichst immer nur solche Zuchten zu berücksichtigen, in denen die äußeren Vorbedingungen für eine erfolgreiche Kaltblutzucht annähernd gleich sind. Denn kein Faktor ist für den Aufbau des Tierkörpers und den Zuchtwert neben der Vererbung so wichtig wie die Haltung und Fütterung. Darum ist es notwendig, bevor auf die Messungen selbst eingegangen wird, einen Überblick über die Grundlagen der Kaltblutzucht des provinzial-sächsischen Zuchtgebietes zu geben.

II. Stand der Kaltblutzucht im nördlichen Teile der Provinz Sachsen.

A. Grundlagen der Untersuchungen.

1. Das Zuchtgebiet.

a) Lage, Boden, Klima.

Verf. führte die periodischen Messungen und die sonstigen Untersuchungen im nördlichen Teile der Provinz Sachsen aus. Die Aufzuchtgebiete der in Frage stehenden Tiere sind im besonderen die Altmark, dann der östliche Teil des Regierungsbezirks Magdeburg rechts der Elbe und die Kreise Gardelegen und Neuhaldensleben mit dem angrenzenden Teile des Amtes Schöningen.

Es muß vorausgeschickt werden, daß sämtliche gemessenen Fohlen Nachkommen von Vätern und Müttern sind, die im Hauptstammbuche des Pferdezuchtverbandes der Provinz Sachsen eingetragen wurden, bis auf einige wenige Tiere, die im Mutterleibe eingeführt oder zugekauft worden sind.

Die Zucht des schweren Arbeitspferdes ist mehr oder weniger an nährstoffreichen Boden gebunden; jedoch ist auch auf leichten Böden diese Zuchtrichtung noch möglich, sofern ein günstiges Gesamtfutterverhältnis die Gewähr für eine ausreichende Ernährung bietet.

Der Süden des in Frage kommenden Zuchtgebietes besteht fast ausschließlich aus bestem, humosem und kalkhaltigem Lößlehm, der Westen teilweise aus sehr bindigem, kaltem Boden, der jedoch infolge seiner wasserhaltenden Kraft bei starker Kalkzufuhr für die Anlage von Dauerweiden gut geeignet ist. Das nördliche Zuchtgebiet hat teils sehr schweren, teils mittleren Boden, wobei letzterer infolge günstigen Grundwasserstandes wirtschaftlich besser gestellt ist.

Der südliche Teil des Zuchtgebietes liegt im Regenschatten des Harzes, und die natürliche Folge ist ein oft langer trockner Sommer bei Jahresniederschlägen unter 500 mm; infolgedessen haben die in Ermangelung natürlicher Weiden angelegten künstlichen oft unter Dürre zu leiden.

Im ganzen nördlichen Teile liegen die Verhältnisse wesentlich günstiger. Hier sind bei dem hohen Wasserstande die besten Vorbedingungen für eine ausreichende Ernährung der Weidegräser gegeben, und die Gefahr sommerlicher Trockenperioden ist daher gering. Im westlichen Teile mit seinem bindigen Boden ist die Dauerweide vorherrschend. Die Niederschläge sowohl im nördlichen als auch im westlichen Gebiete liegen zwischen 550 und 600 mm im Durchschnitt der Jahre.

b) Wirtschaftliche Verhältnisse.

In Anbetracht der wechselnden Boden- und Klimaverhältnisse ist die betriebswirtschaftliche Einrichtung verschieden. Die Altmark mit ihren ausgedehnten natürlichen Weiden ist der geschaffene Ort für eine umfangreiche Viehzucht. Neben starker Rindvieh- und Schweinehaltung nimmt die Pferdezucht eine beachtenswerte Stellung ein, vor allem in den Mittel- und Großbetrieben.

Letztere haben sich durch zielbewußtes Züchten und ebensolche Aufzucht nur bester Tiere einen guten Absatz gesichert. Das trifft auch besonders für die Betriebe des ganzen südlichen und westlichen Teiles des Zuchtgebietes zu, wo die Kaltblutzucht fast ausschließlich in wenigen großen Wirtschaften betrieben wird. Außerdem wird, gestützt auf starken Rübenbau ein ausgedehnter Bestand an Tieflandrindern gehalten, da durch diesen die großen Mengen des anfallenden Rübenblattes und der Abfallprodukte der Zuckerfabrikation sowohl zur Milch- als auch zur Fleischgewinnung am besten verwertet werden.

Auf den weniger günstigen Böden steht die Schweinezucht bei starkem Kartoffelbau und ausgedehntem Weidegang im Vordergrunde. Sie stützt sich nicht nur auf das veredelte Landschwein, sondern auch der Edelschweinzucht wird seit einigen Jahren, besonders auch zur Gebrauchskreuzung, mehr und mehr Beachtung geschenkt.

Die Schafe sind fast ganz auf die großen Wirtschaften beschränkt, in denen sie zur Nutzbarmachung aller derjenigen Futtermittel gehalten werden, die durch keine andere Tiergattung besser verwertet werden können. Merinofleischschafe und deutsche Fleischwollschafe werden bevorzugt.

c) *Haltung und Fütterung der Kaltblutfohlen.*

Wie bereits oben erwähnt, ist der Weidegang wachsender Tiere unbedingt erforderlich um die Aufzucht erfolgreich zu gestalten. Wo natürliche Weiden nicht vorhanden sind, ist zur Anlage von Dauer- und Wechselweiden geschritten worden; daß neben einer ausreichenden Düngung mit den Nährstoffen Stickstoff, Phosphorsäure und Kali vor allem für eine genügende Zufuhr von Kalk bei dessen Nichtvorhandensein im Boden Sorge getragen werden muß, ist jedem Züchter bekannt. Dies ist vor allem schon deshalb nötig, um neben den Gräsern die für eine massige Knochenentwicklung des schweren Pferdes notwendigen Kleearten auf den Weiden zu erhalten. Genau so wie wir den Fohlen im Winter Luzerneheu geben, soll ihnen auf der Weide der besonders kalkreiche Grünklee nicht fehlen.

Aber nicht nur die Ernährung des Fohlens nach dem Absetzen ist maßgebend, sondern ebenso wichtig diejenige der tragenden und säugenden Mütter. Liegt in der ersten Hälfte der Trächtigkeit kein Anlaß zu besonders reichlicher Ernährung vor, so wird später auf diesen Zustand weitgehend Rücksicht genommen. Ein gesundes, leichtverdauliches Futter, das im Gegensatz zu dem der Arbeitspferde bei wenig höherem Nährstoffgehalt aus mehr Hafer und weniger, dafür aber bestem Wiesenheu besteht, wird dem Nahrungsbedarf der Stuten, zumal diese nicht mehr zu schwerer Arbeit herangezogen werden, gerecht und enthält die für die Knochenbildung des Fötus notwendigen phosphor- und kalkhaltigen Salze. Um die Milchbildung zu begünstigen, wird in den letzten Wochen bis zu 1 kg Weizenkleie dem Futter zugelegt. Leichte Arbeit bis kurze Zeit vor dem Abfohlen beugt einem Fettwerden der Stuten vor, zumal zu mastig ernährte Mütter erfahrungsgemäß schwächliche Junge zur Welt bringen, und erleichtert außerdem die Geburt.

Zu Beginn der Säugezeit wird den Müttern, um Schäden an inneren Organen vorzubeugen, nur Mehl- und Kleietränke gegeben; diese wird nach einigen Tagen wieder durch die gleiche Futtermenge wie kurz vor dem Abfohlen ersetzt, dann jedoch weiter erhöht, um dem steigenden Bedarf des Fohlens gerecht zu werden. Vor allem wird für ein bekömmliches eiweißreiches Futter, über dessen Zusammensetzung nähere Angaben im Abschnitt B gemacht werden, Sorge getragen, denn dadurch wird nicht nur der Gehalt der Muttermilch an Nährstoffen, sondern vor allem die Menge gesteigert.

Die jungen Fohlen werden, sobald es das Wetter erlaubt, und sie imstande sind, Gras zu sich zu nehmen, mit den Mutterstuten auf die Weide getrieben, wobei besonders darauf geachtet wird, daß den Fohlen das erste frische Grün zur Verfügung steht. Bei den im Frühjahr geborenen Fohlen wird auf die Zugabe von Kraftfutter verzichtet, denn eine gute Weide bietet ihnen reichlichen Ersatz dafür; für die Herbstfohlen kommen neben Möhren und gutem Heu etwa 2—3 kg Hafer und ein aus Bohnenschrot und Leinsamen zusammengesetztes Eiweißfuttergemisch bis zu 1 kg in Frage. Die Säugezeit dauert in den einzelnen Betrieben verschieden lange, sie richtet sich vor allem nach der für die Stuten vorhandenen Arbeit. Die Fohlen bleiben durchschnittlich 14 Wochen bei der Mutter. Wo dies nicht möglich ist, wird nachher noch Kuhmilch oder Magermilch, teilweise auch Mehltränke gegeben. In einzelnen Betrieben wird die Säugezeit bis auf über 5 Monate ausgedehnt, dann ist ein Absetzen ohne Zugabe von Milch möglich. Sind die Fohlen $^1/_2$ Jahr alt, so wird die tägliche Kraftfuttermenge unter allmählicher Steigerung der Rauhfuttergabe auf 5 kg erhöht; sie überschreitet jedoch mit fortschreitendem Alter bei Jährlingen 7 kg nicht.

Im Herbst wird der Weidegang so lange ausgedehnt, bis dauernd naßkaltes Wetter den Fohlen Schaden zufügen könnte. Trockne Kälte schadet ihnen nicht; daher wird auch im Winter für ausreichende tägliche Bewegung Sorge getragen. Es gibt sogar Betriebe, die von Anfang Mai ab ihre Mutterstuten draußen auf der Weide abfohlen lassen und auf diese Weise von Anfang an zur Gesundheit und Abhärtung der Fohlen beitragen.

Es würde zu weit führen, im einzelnen auf Menge und Art der Futtermittel einzugehen, die angewendet werden müssen, um ein kräftiges, widerstandsfähiges Kaltblutpferd zu erzeugen. Je nach der Beschaffenheit und Zusammensetzung des Gesamtfutters wird die Hafer- und Bohnenschrotration bemessen: die Verabreichung reichlicher Mengen voluminöser Futtermittel, also Kleeheu und Luzerne, sorgen nicht nur für eine allmähliche Gewöhnung der Verdauungsorgane an die Verarbeitung großer Futtermassen, sondern tragen wesentlich dazu bei, den gesamten Rumpf zu weiten und zu verbreitern. Außerdem reicht man den Tieren Mohrrüben, die wesentlich zur Gesunderhaltung beitragen. Mit Ablauf des ersten Lebensjahres ist der schwierigste Teil der Fohlenaufzucht überwunden. Ist durch ausreichend kräftige Ernährung ein stabiles Fundament gelegt, so kann eine gedeihliche Weiterentwicklung erwartet werden. Haben die Pferde die zweite Weideperiode beendet, so wird, wenigstens was die Kraftfuttergaben betrifft, an Nährstoffen gespart. Das soll jedoch nicht heißen, daß die Tiere großgehungert werden, sondern das Futter muß zur vollständigen Sättigung ausreichen. Neben einem Hafer-Weizenkleiegemisch von 3—4 kg werden Runkeln und Heu gefüttert, damit ein möglichst rundes Aussehen der Tiere erhalten bleibt.

Über die Fütterung und Haltung der Dreijährigen haben die Ausführungen Gültigkeit, die für die Zweijährigen gemacht wurden, jedoch wird für erstere in Anbetracht der bevorstehenden Anspannung die Haferration bis 5 kg erhöht.

Es ist selbstverständlich, daß zu einer sachgemäßen Haltung auch die Hufpflege gerechnet werden muß; im Winter wie im Sommer werden wenigstens alle 2 Monate die Hufe einer genauen Prüfung unterzogen.

2. Das Zuchtmaterial.

a) Hengste.

Zum besseren Verständnis der ausgeführten Untersuchungen erschien es ratsam, zunächst das Zuchtmaterial der in Betracht kommenden Bezirke einer genaueren Betrachtung zu unterziehen. Zum Vergleich wurden die Hengste des Zuchtgebietes in 2 Gruppen geteilt. Die erste Gruppe besteht aus 36 Tieren, die anläßlich der großen Hengstkörung zu Magdeburg im November 1926 gemessen wurden. Alle untersuchten Hengste sind für die Provinz angekört und, da sie neben ihren guten Maßen die für eine Erfolg versprechende Zucht notwendigen Eigenschaften besitzen, im Zuchtgebiete führend. Die andere Gruppe umfaßt die Vatertiere der gemessenen Fohlen, soweit sie noch vorhanden waren.

Welches Zuchtziel erstrebt wird, mag kurz erwähnt werden: Erwünscht ist der Typ eines kräftigen, gut gebauten Arbeitspferdes mit starken Knochen und freien Bewegungen, gut bemuskelter und breiter Vor- und Hinterhand und vor allem robuster Gesundheit und Widerstandsfähigkeit gegen ungünstige äußere Einflüsse: Ein frühreifes Zugtier, das befähigt ist, nicht nur schwerste Lasten zu bewegen, sondern das auch den Anforderungen weiter Wege gewachsen ist.

Die Zucht des rheinisch-deutschen Kaltblüters ist erst seit einigen Jahrzehnten in der Provinz Sachsen bodenständig. Man war zunächst gezwungen, aus älteren Zuchtgebieten, vor allem aus dem Rheinlande, dann auch aus den Originalzuchtgebieten Belgiens und Hollands Vatertiere, später auch Stuten einzuführen, um schneller vorwärts zu kommen. Erst nach und nach kann eine unabhängige selbständige Zucht entstehen, und daher ist es erklärlich, daß der größte Teil der gemessenen Hengste nicht auf heimatlicher Scholle aufgewachsen ist.

Von den 36 Tieren der Gruppe I wurden 7 Hengste in Belgien gezüchtet, 2 in Holland; 11 Vatertiere wurden aus dem Rheinland bezogen und die restlichen 16 im heimischen Zuchtgebiet aufgezogen.

Was die Abstammung der Hengste der Gruppe I anbetrifft, so gehen 15 zurück auf Jupiter; 8 Tiere stammen väterlicherseits aus der Bayard-Gerfaut-Linie; 3 führen Vaillant-Rubens-Blut und 2 sind Nickel-Rubis-Nachkommen. Die übrigen 8 Hengste führen weniger bekanntes Blut. Die Namen und Einzelmaße dieser 36 Vatertiere sind aus der Tab. H 1[1] ersichtlich.

Als Väter der gemessenen Fohlen kommen 27 Hengste in Frage. Leider konnten von diesen nur 10 Tiere[2] gemessen werden. Alle anderen waren inzwischen verkauft worden bzw. waren eingegangen. 70% der periodisch gemessenen Fohlen sind Nachkommen dieser 10 Vatertiere, so daß die Gruppe II trotzdem anerkannt und zur Beurteilung herangezogen werden kann. Um einen klaren Überblick zu gewinnen, können nur die Durchschnittsmaße angeführt werden; diese sind außerdem auf die Widerristhöhe umgerechnet worden.

Gruppe I. *36 Hengste.*

	Widerrist-höhe	Rücken-höhe	Kruppen-höhe	Bein-länge	Brust-tiefe	Kruppen-breite	Kruppen-länge	Rumpf länge	Brust-breite	Brust-umfang	Röhr-bein
cm	163,72	158,72	166,16	82,56	81,16	65,78	64,45	175,11	61,34	222,86	27,83
Proz.	100,00	96,94	101,44	50,43	49,57	40,17	39,35	106,95	37,46	136,12	16,99
Max.	170,00	165,00	174,00	88,50	87,00	70,50	70,50	184,00	70,00	240,00	30,10
Min.	158,00	153,00	161,00	76,00	77,50	60,00	60,00	170,00	54,50	211,00	25,40[3]

Gruppe II. *10 Hengste: Väter der Fohlen.*

	Widerrist-höhe	Rücken-höhe	Kruppen-höhe	Bein-länge	Brust-tiele	Kruppen-breite	Kruppen-länge	Rumpf-länge	Brust-breite	Brust-umfang	Röhr-bein
cm	163,7	159,80	165,00	82,25	81,45	64,70	63,70	171,20	61,60	221,60	27,64
Proz.	100,0	97,61	100,79	50,25	49,75	39,52	38,91	104,58	37,62	135,36	16,88
Max.	166,0	163,00	170,00	83,50	83,00	70,50	70,00	176,00	70,00	230,00	29,20
Min.	161,0	153,00	162,00	80,50	79,50	59,50	59,00	169,00	56,50	214,00	26,60

Die Hengste der Gruppe II stehen denen der Gruppe I in keiner Weise nach. Letztere erscheinen etwas stärker überbaut; auch die Rückenlinie verläuft bei ihnen ungünstiger, wie aus den relativen Maßzahlen ersichtlich ist. Die Hengste der II. Gruppe sind etwas kürzer, im übrigen jedoch sind bei allen anderen Maßen nur geringere Unterschiede festzustellen.

Aus den Einzelwachstumstabellen ist ersichtlich, daß das gesamte Hengstmaterial des Zuchtgebietes in den Meßergebnissen gut ausgeglichen ist. Es sei noch auf die Durchschnittszahlen hingewiesen, die vom Verfasser aus den von der Körkommission[4] festgestellten Maßen errechnet wurden: Danach stellte sich

[1] Die Wachstumstabellen der gemessenen Tiere und die Zusammenstellungen der einzelnen Altersklassen befinden sich im Institut für Tierzucht und Molkereiwesen der Universität Göttingen.

[2] Gruppe II.

[3] $2^1/_2$ Jahre.

[4] Hengstkörung in Magdeburg im November 1926.

Vergleichende Übersicht (absolute Maße der Hengste).

Lfd. Nr.	Maße von	Zahl der Hengste	Bezeichnung	Widerristhöhe	Rückenhöhe	Kruppenhöhe	Beinlänge	Brusttiefe	Kruppenbreite	Kruppenlänge	Rumpflänge	Brustbreite	Brustumfang	Röhrbein
1	*A. Hering*	23	Südhann.	163,0	157,2	165,7	82,5	80,5	63,3	62,9	170,7	54,40[1]	213,9	26,2
2	*S. v. Nathusius*	26	Rh.-Belg.	158,2	—	158,3	81,5	76,7	—	—	166,1	53,13	198,0	23,7
3	*J. Böing*	16	Westf.-Arb.-Schlag	161,6	151,5	160,9	80,2	81,4	63,4	—	169,2	56,20	203,1	24,8
4	*Korte*	9	Reckl.-Arb.-Schlag	165,0	—	165,5	79,5	85,5	66,0	—	176,5	57,50	219,5	26,5
5	*Verfasser*	36	I.	163,7	158,7	166,2	82,5	81,2	65,8	64,5	175,1	61,30	222,9	27,8
6	"	10	II.	163,7	159,8	165,0	82,2	81,5	64,7	63,7	171,2	61,60	221,6	27,6

[1] Rippenbrustbreite; sonst Vorderbrustseite.

bei 138 Hengsten die Widerristhöhe auf 162,6 cm; die Brusttiefe erreichte 80,3 cm und das Röhrbeinmaß betrug 26,9 cm Wenn man bedenkt, daß sich unter den sämtlichen vorgestellten Hengsten genau 30% befanden, die noch nicht 3 Jahre alt waren, so sind die Durchschnittsmaße als gut anzusehen. Beachtenswert ist auch das Verhältnis der Beinlänge zur Brusttiefe, das sich danach auf 50,62:49,38 stellte und in Anbetracht der großen Zahl noch nicht erwachsener Hengste sich später wesentlich günstiger gestalten dürfte.

In beistehender Übersicht sind die absoluten Maßzahlen von Hengsten mehrerer deutscher Zuchtgebiete und der beiden hiesigen Gruppen zusammengestellt:

Eine Betrachtung der drei Höhenmaße ergibt keine Unterschiede; denn abgesehen von der kleineren Widerristhöhe, die *v. Nathusius* feststellte, dessen Maßzahlen bereits reichlich alt sind, sind die Differenzen gering und nicht als wesentlich anzusehen. *v. Nathusius*, *Korte* und *Böing* stellten nur ein schwaches Überbautsein ihrer Hengste fest, während die Kruppenhöhe bei *Hering* und beim Verf. die Widerristhöhe um einige Zentimeter überragt, und damit das bekannte Überbautsein bei schweren Pferden deutlicher zum Ausdruck kommt.

Die bei den Gruppen I und II festgestellte Röhrbeinstärke übertrifft die Ergebnisse sämtlicher angeführten Versuchsansteller bedeutend. Auch der oben erwähnte durchschnittliche Röhrbeinumfang aller im Herbst 1926 bei der Hengstkörung vorgeführten Hengste mit 26,9 cm besagt, daß hinsichtlich der Röhrbeinstärke in den letzten Jahren gute Fortschritte gemacht wurden, und daß es sich bei dem hiesigen Zuchthengstmaterial um starkknochige, schwere Tiere handelt.

An Hand der relativen Maßzahlen und Indices soll auf die übrigen Maße näher eingegangen werden.

Vergleichende Übersicht (relative Maßzahlen der Hengste).

Lfd. Nr.	Widerrist-höhe	Rücken-höhe	Kruppen-höhe	Bein-länge	Brust-tiefe	Kruppen-breite	Kruppen-länge	Rumpf-länge	Brust-breite	Brust-umfang	Röhr-bein
1	100,0	96,44	101,65	50,69	49,39	38,83	38,58	104,72	33,37	131,22	16,07
2	100,0	—	100,05	51,53	48,47	—	—	105,07	33,59	125,17	14,97
3	10,00	93,80	99,60	49,60	50,40	39,20	—	104,70	34,80	125,70	15,40
4	100,0	—	100,30	48,18	51,82	40,00	—	106,96	34,85	123,03	16,06
5	100,0	96,94	101,44	50,43	49,57	40,17	39,35	106,95	37,46	136,12	16,99
6	100,0	97,61	100,79	50,25	49,75	39,52	38,91	104,58	37,62	135,36	16,88

Das Verhältnis Beinlänge zu Brusttiefe, dem bei der Beurteilung eines Hengstes stets große Beachtung geschenkt wird, ist mit 50,43 zu 49,57 bei den Tieren der Gruppe I und mit 50,25: 49,75 bei denen der Gruppe II als gut zu bezeichnen. Wenn es auch dem von *Korte* und *Böing* Ermittelten unterlegen ist, so drückt es doch aus, daß es sich bei den hiesigen Hengsten um tiefe Rassevertreter handelt.

Erwähnt soll noch werden, daß bei dem rumpftiefsten Hengst der Gruppe I, einem importierten Belgier unbekannter Abstammung, obiges Verhältnis 46,63:53,37 ausfiel, entsprechend einer Brusttiefe von 87 cm bei einer Widerristhöhe von nur 163 cm. Ernähren wir unsere Pferde in den ersten Lebensjahren richtig und ausreichend, so wird dieses günstige Verhältnis auch in unserem Zuchtgebiet zu erreichen sein; zeigt es uns doch am besten den frühreifen Typ eines schweren Kaltblüters an.

Zur Charakterisierung der Brustbreite und des Brustumfanges sei darauf hingewiesen, daß bei *Hering* die Rippenbrustbreite hinter der Schulter, bei allen anderen Versuchen die Vorderbrustbreite vom Buggelenk zum Buggelenk gemessen wurde.

Es besteht die Möglichkeit, mit Hilfe der Brusttiefe und des Brustumfanges die Rippenbrustbreite rechnerisch festzustellen. Bei allen in dieser Richtung vom Verf. an ausgewachsenen Pferden ausgeführten Messungen ergab die Summe der beiden Maße Brusttiefe und Rippenbrustbreite mit geringen Schwankungen 63% des Brustumfanges. Unter Zugrundelegung obiger Zahlen würde sich bei den Hengsten der Gruppe I die Brustbreite hinter der Schulter gemessen auf 59,2 und bei denen der Gruppe II auf 58,1 cm belaufen.

Bei einem Vergleich dieser Werte mit der von *Hering* ermittelten Brustbreite zeigt sich, daß die hiesigen Hengste eine stärker entwickelte Vorhand besitzen. Auch hinsichtlich der Vorderbrustbreite stehen die beiden Gruppen an erster Stelle und übertreffen die Maßzahlen von *Korte* und *Böing* erheblich. Es darf nicht außer acht gelassen werden, daß sich die vom Verf. gemessenen Hengste in bester Kondition befanden, die die Rumpfmaße oft wesentlich beeinflußt. Das beweist auch der durchschnittliche Brustumfang, der mit fast 233 bzw. 222 cm sogar denjenigen von *Korte* festgestellten noch übertrifft und uns die tonnenförmige Ausbildung des Brustkorbes offenbart.

Bei einem Vergleich der einzelnen Rumpflängenmaße sind keine großen Unterschiede festzustellen. Erwähnenswert wäre vielleicht, daß die Hengste der Gruppe II kurz und gedrungen erscheinen, wie die relative Rumpflänge von 104,58 andeutet.

Die Kruppe des Kaltblüters ist der breiteste und muskelreichste Teil des Pferdes und deshalb besonders wichtig, weil von ihr die Vorwärtsbewegung ausgeht. Es ist daher verständlich, daß auf eine gute starke Ausbildung dieser Körperpartie der größte Wert gelegt werden muß. Inwiefern die heimischen Hengste diesen Ansprüchen gerecht werden, mag an Hand der gemessenen Zahlen erläutert werden.

Eine Betrachtung der absoluten wie relativen Maßzahlen besagt, daß die hiesigen Hengste in keiner Weise denen anderer Zuchtgebiete nachstehen. Die Kruppe soll aber nicht nur breit, sondern auch lang sein, um gute Anheftungspunkte für die gesamte Muskulatur der Hinterhand zu bieten. Auch in dieser Hinsicht genügen die hiesigen Hengste den gestellten Ansprüchen, denn die Kruppenlänge steht der Breite wenig nach, wie die absoluten Meßergebnisse beweisen.

Um weitere Vergleiche ausführen zu können, seien noch einige Indices angeführt (nach *Duerst*, Die Beurteilung des Pferdes):

1. Brustkorbindex: $\frac{\text{Brustbreite}}{\text{Brusttiefe}} \times 100.$

2. Beinlängenindex: $\frac{\text{Beinlänge}}{\text{Rumpflänge}} \times 100.$

3. Rumpfindex: $\frac{\text{Rumpflänge}}{\text{Brustumfang}} \times 100.$

Die Berechnung erfolgte nach den absoluten Durchschnittsmaßen der Tab. 2 im Anhang.

Indices (*Hengste*).

	Brustkorbindex	Beinlängenindex	Rumpfindex
1. *Hering*	67,57	48,33	79,80
2. *v. Nathusius*	69,29	49,04	83,68
3. *Böing*	69,04	47,39	83,30
4. *Korte*	67,25	45,04	80,41
5. *Verfasser* (Gruppe I)	75,49	47,12	78,55
6. „ („ II)	75,58	48,01	77,26

Von besonderer Bedeutung für die Beurteilung der Brust ist der Brustkorbindex, denn er zeigt uns, wie das Verhältnis von Brustbreite zu Brusttiefe bei den schweren Pferden beschaffen ist. Es ist bekannt, daß bei den mittleren und leichten Pferderassen das Brustbreitenmaß im Verhältnis zur Brusttiefe geringer ist als bei Schrittpferden. So fand *Duerst*, daß bei mittleren Halbblütern die Rippenbrustbreite durchschnittlich nur 55—60% der Brusttiefe ausmacht. Wir vergleichen zunächst die gefundenen Indices der Autoren, die die Vorderbrustbreite maßen. Die hiesigen beiden Gruppen stehen weitaus an erster Stelle und zeigen uns, daß deren Brustbreite als hervorragend anzusprechen ist. Selbst unter Zugrundelegung der vom Verf. oben errechneten Rippenbrustbreite kommen wir bei den Hengsten der Gruppe I auf über 72% und bei der Gruppe II auf 71%. Diese Zahlen besagen, daß das heimische Hengstmaterial mit einer breiten gut gerippten Brust ausgestattet ist. Hierfür nur ein Beispiel: Bei dem mit der besten Vorhand ausgestatteten Hengst der Gruppe II macht die Rippenbrustbreite sogar 86,4% der Brusttiefe aus.

Die Beinlängenindices veranschaulichen die dem Schrittpferde eigene kurze Beinlänge im Vergleich zur Rumpflänge. Die einzelnen Gruppen sind ziemlich ausgeglichen, allein die von *Korte* gemessenen Hengste stehen im Hinblick auf ihre beträchtlich höhere Rumpflänge günstiger da. Die Rumpfindices der beiden hiesigen Gruppen besagen, daß die Rumpflänge im Vergleich zum absoluten Brustumfang eine sehr kurze ist.

Zusammenfassend kann gesagt werden, daß das heimische Hengstmaterial hinsichtlich seiner Körpermaße dem anderer Zuchtgebiete jederzeit gewachsen, zum Teil als hervorragend anzusehen ist. Leider trifft das für die Stuten nicht zu, über deren körperliche Beschaffenheit das nächste Kapitel Aufschluß geben wird.

b) Stuten.

Zur richtigen Bewertung des ermittelten Zahlenmaterials mag im voraus auf einige Punkte hingewiesen werden, die die Ergebnisse ungünstig beeinflussen. Die Stuten wurden zum größten Teil während der Herbstbestellung und Hackfruchternte gemessen, so daß sie sich in einem für derartige Erhebungen ungünstigen Futterzustand befanden. Besonders die Breitenmaße leiden unter diesen Verhältnissen und es überrascht nicht, daß die Stuten gegenüber den Hengsten sehr schlecht abschneiden. Außerdem ist zu berücksichtigen, daß sich unter dem weiblichen Material noch zahlreiche aus Kreuzungen mit Landpferden hervorgegangene Tiere befinden, deren Körperform den Anforderungen, die wir heute an die morphologischen Eigenschaften von Kaltblutstuten stellen, nicht oder nur selten gerecht wird.

Daß trotzdem in Zukunft zwischen beiden Geschlechtern eine größere Ausgeglichenheit erzielt werden wird, beweisen die für die 3jährigen Stutfohlen ermittelten Durchschnittsmaße, die denen der alten Stuten in mehreren Fällen überlegen sind.

Von den letzteren wurden nur solche der Messung unterworfen, die mindestens einen Nachkommen unter den untersuchten Fohlen aufweisen. Zunächst mag kurz auf die Abstammung der Mutterstuten eingegangen werden. Es wurde festgestellt, daß 20% der 60 gemessenen Tiere aus außerdeutschen Zuchtgebieten eingeführt wurden. Alle übrigen sind auf heimatlicher Scholle aufgezogen und stammen zum größten Teile aus rheinisch-deutschen Zuchtstuten, ein kleiner Prozentsatz aus Müttern anderer Kaltblutschläge, deren Abstammung nicht einwandfrei nachgewiesen werden kann. Das Alter der einzelnen Tiere ist aus der Tabelle St. 1 und St. 2[1] ersichtlich und schwankt zwischen 4 und 13 Jahren.

In folgenden Tabellen werden die absoluten und relativen Maßzahlen der Stuten verschiedener Autoren einer vergleichenden Betrachtung unterzogen.

Bezüglich der Höhenmaße passen sich die hiesigen Stuten den Ergebnissen der Vergleichsgruppen gut an, und zwar nehmen sie eine ungefähre Mittelstellung ein. Die Rückenhöhe läßt einen Vergleich mit der von *Böing* festgestellten nicht zu, da dieser den tiefsten Punkt der Rückenlinie wählte. An Hand der relativen Maßzahlen der drei Höhenmaße stellen wir fest, daß der Verlauf der Rückenlinie als normal anzusehen ist. Bei einer Gegenüberstellung der beiden Maße Beinlänge und Brusttiefe muß auch hier, wie bei den Hengsten, beobachtet werden, daß das erstrebte Verhältnis 1:1 nicht erreicht wird. Auch die Vorderbrustseite und der Brustumfang lassen bei den hiesigen Mutterstuten sehr zu wünschen übrig, weshalb in diesem Zusammenhange auf die Ausführungen zu Anfang dieses Kapitel hingewiesen sei: in beiden Fällen stehen die hiesigen Stuten an letzter Stelle.

Hering, *Böing* und Verf. stellen für die Längenausdehnung des Rumpfes fast gleiche Werte fest, während die von *v. Nathusius* und *Korte* gemessenen weiblichen Tiere 4—6 cm länger sind; relativ zur Widerristhöhe sind die Unterschiede jedoch nur gering. Hinsichtlich des Röhrbeinmaßes überragt das *Korte*sche Ergebnis diejenigen der anderen Gruppen um 1—1,5 cm. Gering ist bei den in Versuch stehenden Stuten des Verf. die Kruppenbreite; trotzdem läßt das für dieses Maß bei den 3jährigen Stuten ermittelte Ergebnis, welches bereits 2 cm höher ist, darauf schließen, daß in Zukunft das Ausmaß der Kruppe ein günstigeres sein wird.

---

[1] Siehe Anmerkung S. 209.

Vergleichende Übersicht (Stuten).

Lfde. Nr.	Gemessen von	Anzahl	Bezeichnung	Widerrist-höhe	Rücken-höhe	Kruppen-höhe	Bein-länge	Brust-tiefe	Kruppen-breite	Kruppen-länge	Rumpf-länge	Brust-breite	Brust umfang	Röhr-bein
						Absolute Maßzahlen.								
1	*Hering*	50	Südhann.	160,2	154,1	160,3	82,3	77,9	64,2	60,6	171,8	48,9[1]	200,60	22,9
2	*v. Nathusius*	103	Rh.-Belg.	162,5	—	164,5	79,8	82,4	67,0	—	176,0	51,7	209,20	23,3
3	*Böing*	31	Westf. Arb.-Schl.	158,4	148,0	158,0	77,5	80,0	64,4	—	171,1	51,2	201,60	23,1
4	*Korte*	28	Reckl. Arb.-Schl.	162,5	—	163,0	79,0	83,5	69,5	—	177,5	53,5	213,50	24,5
5	*Verfasser*	60	Rh.-Belg.	159,8	154,3	161,0	81,2	78,6	60,7	60,4	171,8	49,5	200,95	23,6

Laufende Nummer	Widerrist-höhe	Rücken-höhe	Kruppen-höhe	Beinlänge	Brusttiefe	Kruppen-breite	Kruppen-länge	Rumpf-länge	Brustbreite	Brust-umfang	Röhrbein
					Relative Maßzahlen.						
1	100,0	96,19	100,06	51,31	48,62	40,70	37,82	107,24	30,52	125,21	14,29
2	100,0	—	101,23	49,23	50,77	41,23	—	108,31	31,69	129,16	16,46
3	100,0	93,4	99,90	48,90	51,10	40,60	—	108,00	32,30	127,30	14,60
4	100,0	—	100,31	48,62	51,38	42,77	—	109,23	32,92	131,38	15,08
5	100,0	96,52	100,72	50,80	49,20	37,97	37,76	107,47	30,99	125,72	14,79

[1] Vorderbrustbreite.

Folgende Indices tragen zur Klärung obiger Verhältnisse bei:

Laufende Nr.	Brustkorbindex	Beinlängenindex	Rumpfindex
1	62,77	47,90	85,64
2	62,68	45,35	84,24
3	62,28	45,29	84,87
4	64,07	44,50	83,13
5	62,99	47,26	85,48

Bei der Betrachtung des Verhältnisses von Brustbreite und Brusttiefe bestehen keine allzu großen Unterschiede. Mit Rücksicht auf die geringe Rumpflänge ist der Beinlängenindex der hiesigen Stuten nicht als ungünstig zu bezeichnen, obgleich ihnen eine größere Rumpftiefe dienlich wäre. Die das schwere Pferd auszeichnende Frühreife und Massenentwicklung äußert sich am besten in dem Ausmaß der Kruppe und Brust. Leider kommen in diesem Punkte die hiesigen Zuchtstuten sehr schlecht weg. Eine Gegenüberstellung der beiden Geschlechter vermag am besten Aufschluß zu geben über die Unterschiede zwischen männlichen und weiblichen Tieren.

Vergleichende Übersicht der Hengste Gruppe II und Stuten.

		Widerristhöhe	Rückenhöhe	Kruppenhöhe	Beinlänge	Brusttiefe	Kruppenbreite	Kruppenlänge	Rumpflänge	Brustbreite	Brustumfang	Röhrbein
Hengste	cm	163,7	159,80	165,00	82,20	81,50	64,70	63,70	171,20	61,60	221,60	27,60
	%	100,0	97,61	100,79	50,25	49,75	39,52	38,91	104,58	37,62	135,36	16,88
Stuten	cm	159,8	154,30	161,00	81,20	78,60	60,70	60,40	171,80	49,50	200,95	23,60
	%	100,0	96,52	100,72	50,80	49,20	37,97	37,76	107,47	30,99	125,72	14,79

Indices.

	Brustkorbindex	Beinlängenindex	Rumpfindex
Hengste	75,58	48,01	77,26
Stuten	62,99	47,26	85,48

Hinsichtlich der 3 Höhenmaße bleiben die Stuten durchschnittlich 4 cm hinter den Hengsten zurück. Der Verlauf der Rückenlinie ist bei beiden Geschlechtern fast gleich. Auch das Verhältnis der Beinlänge zur Brusttiefe weist keine großen Unterschiede auf, wenn auch letztere 50% der Widerristhöhe nicht ganz erreicht. Wären die Stuten in einem guten Futterzustande gemessen worden, so wäre allenfalls hinsichtlich der beiden Kruppenmaße eine Gleichheit erzielt worden. Alle anderen Autoren stellten jedoch eine leichte Überlegenheit der weiblichen über die männlichen Elterntiere für dieses Maß fest; nur die hiesigen Kaltblüter — auch die wachsenden — machen hierin eine Ausnahme.

Die Stuten sind im Vergleich zur Widerristhöhe länger, eine Erscheinung, die bei allen Untersuchungen festgestellt wurde; dasselbe Resultat geht auch aus dem Rumpfindex hervor, während die absoluten Rumpflängenmaße nur unwesentlich voneinander abweichen. Für den Hengst charakteristisch ist dessen gewaltige Überlegenheit bei den Maßen der Brustbreite, des Brustumfanges und des Röhrbeins, die in der Aufzucht, Fütterung und Abstammung einerseits und im Geschlechtsdimorphismus andererseits ihren Grund hat. Die Entwicklung der Brust geht bei dem Hengst mehr in die Breite, wie aus den beiden Brustkorbindices deutlich ersichtlich ist.

Alles in allem kann gesagt werden, daß zur Zeit das Hengstmaterial bedeutend besser ist als die Stuten, daß jedoch eine größere Ausgeglichenheit zwischen beiden Geschlechtern nicht nur wünschenswert ist, sondern auch im Laufe der Jahre erreicht werden wird; die Ergebnisse der Messungen unserer 3jährigen Kaltblüter legen Zeugnis dafür ab.

c) *Versuchstiere.*

Bevor auf die Wachstumsmessungen eingegangen wird, sollen die untersuchten Fohlen einer kurzen Betrachtung unterzogen werden. Letztere sind sämtlich Nachkommen von Eltern, die im Pferdestammbuch der Provinz Sachsen eingetragen sind. Da unterernährte Tiere nicht aufzufinden waren, konnte ein Vergleich solcher mit normal entwickelten nicht durchgeführt werden.

Alle für die Untersuchungen wichtigen Unterlagen sind aus den Einzelwachstumstabellen[1] ersichtlich. Es handelt sich um 148 Kaltblutfohlen, die ständig gemessen wurden, und zwar waren 59 männlichen und 79 weiblichen Geschlechts. Die geringere Zahl von Hengstfohlen ist durch die zahlreichen Kastrationen hervorgerufen, die die Züchter aus Mangel an Absatz vornahmen. Die Messungen und sonstigen Untersuchungen wurden in der Zeit von Ende Mai 1926 bis Ende April 1927 ausgeführt, um den Entwicklungsgang möglichst lange an demselben Tier beobachten zu können. Folgende Übersicht gibt Auskunft über die Zahl der Fohlen:

Anzahl der gemessenen Fohlen.

	Geburt	Monat								
		1.	2.	3.	4.	5.	6.	7.	8.	9.
Hengste	12	18	14	12	13	14	16	16	16	16
Stuten .	10	23	23	21	24	23	24	23	23	22

	Monat									Eltern
	10.	11.	12.	15.	18.	21.	24.	30.	36.	
Hengste	17	15	15	19	19	18	27	19	10	10
Stuten .	22	24	31	31	24	23	39	29	24	60

[1] Siehe Fußnote [1] auf S. 209.

Zur Erzielung möglichst einwandfreier Durchschnittsresultate ist es wünschenswert, eine möglichst große Zahl gleichaltriger Tiere für die Untersuchungen heranzuziehen; inwieweit dies in vorliegender Arbeit gelungen ist, darüber gibt die obige Zusammenstellung Aufschluß.

Bevor auf die Ergebnisse der Messungen selbst eingegangen wird, sollen einige Versuche über die Feststellung der Milchmenge säugender Stuten und deren Verwertung durch die Saugfohlen mitgeteilt werden, die zur Kenntnis der Jugendentwicklung unserer Kaltblutpferde beitragen können.

B. Die Ermittlung der Milchmenge säugender Stuten.

v. Oettingen sagt in seinem Handbuch der Pferdezucht[1]: „Man rechnet, daß eine gute Mutterstute etwa 10—12 l Milch täglich bringt." Worauf diese Angaben beruhen und wie die Milchmenge ermittelt wurde, konnte nicht festgestellt werden.

Zwei Wege können beschritten werden, um einigermaßen genaue Ergebnisse zu erzielen. Zunächst wurde der Versuch gemacht, durch Abmelken die Milchmenge zu ermitteln. Abgesehen davon, daß nur wenige Stuten dies auf die Dauer ertrugen, kam hinzu, daß sie die Milch öfter anhielten und somit die Ermittlungen zumindest erschwert wurden. Außerdem dürfte das Melken mit der Hand für die Milchsekretion nicht so günstig sein wie das Saugen der Fohlen.

Deshalb ist vom Verf. ein zweiter Weg für die Feststellung eingeschlagen worden. Leider ist es auch bei dieser Versuchsanstellung, auf die zunächst näher eingegangen werden soll, nicht möglich, alle Fehlerquellen restlos zu beseitigen. Es ist ratsam, nur mit solchen Fohlen zu arbeiten, die noch kein Beifutter erhalten, also solchen im Alter bis zu 3 Wochen. Abgesehen davon, daß man größeren Fohlen das Futter vorenthalten müßte, ist zu berücksichtigen, daß man auf einer kleinen Waage die Tiere nicht mehr wiegen kann und auf einer großen die Zunahmen nicht genau festgestellt werden können. Darum wurden zu dieser Versuchsanstellung nur Fohlen im Alter bis zu 2 Wochen herangezogen.

Die Fohlen sind um 6 Uhr morgens von ihren Müttern getrennt und auf einer Dezimalwaage gewogen worden. Nach $2-2^1/_2$ Stunden wurden die Fohlen, deren Gewicht vorher festgestellt war, wieder zu ihren Müttern gelassen. Sobald sie aufhörten zu saugen, wurden sie den Müttern entzogen und der Wägung erneut unterworfen.

Es wurde stets darauf geachtet, daß während dieser Zeit keine Gewichtsverluste durch Harn- und Kotausscheidung eintraten. Das Mehrgewicht stellte somit die Milchmenge dar, die die Fohlen zu sich genommen hatten. Dieser Vorgang ist dann alle $2^1/_2$ Stunden bis 6 Uhr

[1] S. 242.

abends wiederholt worden; nachts blieben die Fohlen bei den Müttern; sie wurden also am Tage fünfmal zum Saugen gelassen. Um ein einigermaßen genaues Durchschnittsergebnis zu bekommen, sind die Versuche 6 Tage lang durchgeführt worden.

Aus der Tab. M 1—5[1] sind die bei jeder Wägung ermittelten Zunahmen ersichtlich. Auch sind dort alle näheren Angaben verzeichnet, die für die Versuche von Bedeutung sind. Es ist einleuchtend, daß eine Stute (Nr. 1), die das erste Fohlen hat, nicht so viel Milch gibt wie eine mit dem dritten Fohlen. Die Erklärung hierfür liegt darin, daß die Entwicklung der Milchdrüse bei der ersten Trächtigkeit ihre volle Höhe noch nicht erreicht, wie dies von *J. Hansen*[2] z. B. bei Rindern zahlenmäßig an Hand der Milcherträge nachgewiesen werden konnte.

Die zweite Stute im Alter von 5 Jahren fohlte das zweite Mal und die beiden nächsten brachten das dritte Fohlen. Die letzte ist eine alte, früher importierte Zuchtstute, die die meiste Milch gab.

Aus nachstehender Übersicht sind die von den einzelnen Stuten gelieferten Milcherträge ersichtlich. Leider standen für diese Versuche nur 5 Fohlen zur Verfügung.

Tägliche Milchmenge in Kilogramm.

	1. Tag	2. Tag	3. Tag	4. Tag	5. Tag	6. Tag	Durchschnitt
1. Fohlen	4,0	3,9	3,9	4,2	4,1	4,0	4,02
2. „	5,1	4,9	5,0	4,8	4,8	4,9	4,92
3. „	4,9	5,2	5,3	4,9	5,2	4,9	5,07
4. „	4,9	4,9	4,8	5,0	4,9	4,7	4,87
5. „	—	—	4,9	5,1	5,2	5,3	5,12

Zur Erläuterung obiger Ergebnisse sei darauf hingewiesen, daß die Versuche nur am Tage durchgeführt wurden. Für die Ermittlung des Gesamtmilchertrages in 24 Stunden darf angenommen werden, daß das Fohlen nachts ebensoviel Milch zu sich nimmt wie bei Tage. Die in obiger Tabelle angegebenen Erträge stellen Mindestmengen dar. Abgesehen davon, daß die einzelnen Gewichtszunahmen jeweilig auf $^1/_{10}$ kg nach unten abgerundet wurden, dürfte wohl klar sein, daß ein Fohlen, das ständig bei der Mutter ist, dem Euter mehr Milch entnimmt, eben weil es zu beliebiger Zeit saugen kann, d. h. also öfter als bei der erzwungenen Trennung.

Aus der Tabelle ist ersichtlich, daß das Fohlen 1, das von der jüngsten Stute stammt, die wenigste Milch zu sich nahm. Die übrigen Stuten weisen bedeutend höhere Erträge auf, und die alte Zuchtstute 5 brachte es auf $10^1/_4$ kg.

[1] Siehe Anhang Tab. 6.

[2] *J. Hansen,* Lehrbuch der Rinderzucht. S. 456ff.

Die an den einzelnen Tagen ermittelten Milchmengen weisen nur geringe Schwankungen auf und weichen wenig von den Durchschnittswerten ab. Jedoch sind die bei den einzelnen Wägungen gefundenen Zunahmen sehr verschieden, wie an Hand der Einzeluntersuchungen festgestellt werden kann. Es ist sehr schwierig, hierfür eine Erklärung zu geben, da sie zu ganz verschiedenen Zeiten und bei allen Tieren auftreten. Rein äußerlich konnte vom Versuchsansteller beobachtet werden, daß die Fohlen einmal lange, das andere Mal nur kurze Zeit saugten.

Weitere Erläuterungen mögen zur Beurteilung des Versuchs beitragen. Die Stuten wurden in Einzelstallungen gehalten, um jede gegenseitige Beunruhigung zu vermeiden. Da die Untersuchungen während einer arbeitsruhigen Zeit stattfanden, wurden die Fohlenstuten nicht angespannt. Es ist ratsam, diese überhaupt erst dann wieder zu leichter Arbeit heranzuziehen, wenn die Fohlen 3 Wochen alt sind, also Beifutter erhalten, denn dann dürfte die durch die Kraftleistung hervorgerufene Verminderung der Milchmenge weniger Schaden verursachen.

Die Stuten wurden 3mal gefüttert und erhielten die gleiche Tagesfuttermenge, die sich folgendermaßen zusammensetzte: 6 kg Hafer und 4 kg Häcksel, je 1,5 kg Gerstenschrot und Weizenkleie und 6 kg Luzerneheu. In dieser Futtermischung sind unter Zugrundelegung mittlerer Qualitäten 1,22 kg verd. Eiweiß und 7,15 kg Stärkewert vorhanden. Gegenüber dem bei Arbeitspferden üblichen Nährstoffverhältnis ist dem infolge der Milchabsonderung hohen Bedarf an Eiweiß Genüge geleistet. Es ist bekannt, daß das Protein vor allem die Milchmenge günstig beeinflußt, so daß wir durch richtige Auswahl der Futtermittel imstande sind, für eine ausgiebige Ernährung der Fohlen zu sorgen. Jedoch sollte die in der obigen Tagesration vorhandene Eiweißmenge, die einem Nährstoffverhältnis von 1:4,9 (Eiweißverhältnis 1:6) entspricht, nicht überschritten werden. Nach den Angaben von *E. Wolff*[1] sind für ein 500 kg schweres Pferd pro Tag rund 500 g Eiweiß und 3300 g Stärkewert als Erhaltungsfutter nötig. Bei einem Durchschnittsgewicht der Stuten von 750 kg sind hierfür 750 g bzw. 4950 g zu rechnen. Den Stuten standen somit 470 g verd. Eiweiß und 2200 g Stärkewert als Produktionsfutter zur Verfügung, welches 8—10 kg Milch zu erzeugen imstande war. Unter der Voraussetzung, daß die den milchgebenden Müttern zugeführten Nährstoffe in derselben Weise zur Milchbildung herangezogen werden wie bei Kühen, sind zur Erzeugung von 1 Teil Milchfett 3,89 Teile, von 1 Teil Zucker 1,05 Teile und von 1 Teil Eiweiß 0,94 Teile Stärkewert[2] im Futter erforderlich. Bei einem Trockensubstanzgehalt der Stutenmilch von 9,4% werden zur Erzeugung von 1 kg Milch rund 125 g Stärkewert und 27 g Eiweiß benötigt. 10 kg Milch, eine Menge, die etwa der bei den Stuten 2—5 erzielten gleich ist, erforderten somit 1250 g bzw. 270 g des Produktionsfutters, so daß noch ein Nährstoffüberschuß von 950 g Stärkewert und 200 g verd. Eiweiß verblieb. Es ist bekannt, daß die Nahrungszufuhr nur innerhalb derjenigen Grenzen zur Wirkung kommt, die durch das Leistungsvermögen der Milchdrüse gezogen sind, daß also selbst höchste Futtergaben keine weitere Steigerung der Milchmenge hervorzubringen imstande sind. Trotzdem ist es ratsam, sich nicht an das Nahrungsminimum zu halten, zumal auf einen guten Futterzustand säugender Stuten immer Wert gelegt wird.

Im Zusammenhang mit diesen Untersuchungen wurden auch die an den in Betracht kommenden Tagen erzielten Gewichtszunahmen am

[1] *O. Kellner*, Ernährung der landwirtschaftlichen Nutztiere. Abschnitt 3.
[2] *O. Kellner*, Ernährung der landwirtschaftlichen Nutztiere. 6. Kapitel.

Tage und bei Nacht festgestellt. Da die Fohlen morgens und abends um 6 Uhr gewogen wurden, konnten Unterschiede leicht ermittelt werden. Auch diese Angaben sind aus den Einzeltabellen ersichtlich. In folgender Tabelle sind die Zunahmen der Fohlen zusammengestellt.

Gewichtszunahme der Fohlen in Kilogramm.

		1. Tag	2. Tag	3. Tag	4. Tag	5. Tag	6. Tag
1. Fohlen (17 Tage alt)[1]	am Tage	0,5	0,5	0,4	0,4	0,5	0,7
	bei Nacht	0,5	0,6	0,5	0,6	0,6	—
2. Fohlen (12 Tage alt)	am Tage	0,6	0,7	0,7	0,8	0,7	0,6
	bei Nacht	0,7	0,8	0,7	0,8	0,6	—
3. Fohlen (9 Tage alt)	am Tage	0,5	0,6	0,9	0,7	0,7	0,6
	bei Nacht	0,7	0,8	0,8	0,7	0,7	—
4. Fohlen (10 Tage alt)	am Tage	0,7	0,7	0,8	0,6	0,6	0,6
	bei Nacht	0,8	0,8	0,6	0,7	0,7	—
5. Fohlen (4 Tage alt)	am Tage	—	—	0,6	0,6	0,7	0,8
	bei Nacht	—	—	0,7	0,8	0,8	—

Wir nehmen zunächst zur Gesamtgewichtszunahme Stellung. Mit Recht kann gesagt werden, daß die erzielten Beträge bei den Fohlen 2—5 als beträchtlich anzusprechen sind. Wie vorauszusehen war, hatte das Fohlen 1 entsprechend der geringen Aufnahme von Milch auch die schwächste Zunahme aufzuweisen, das letzte dagegen die größte Gewichtsvermehrung. Die übrigen Tiere halten sich innerhalb dieser Grenzen, gemäß der Höhe ihrer Nahrungsaufnahme. Es ist verständlich, daß auch die Individualität des einzelnen Fohlens hierbei eine Rolle spielt, außerdem in geringerem Maße auch die Zusammensetzung der Milch.

In der Mehrzahl der Fälle sind die Gewichtszunahmen bei Nacht größer und zu einem kleinen Teil auf eine geringere Milchaufnahme am Tage während des Versuchs zurückzuführen, wie bereits oben erwähnt wurde. Es darf vor allem nicht außer acht gelassen werden, daß die Trennung von der Mutter eine starke Beunruhigung der Fohlen mit sich brachte. Es konnte stets beobachtet werden, daß sich letztere während der Abtrennung niemals hinlegten, trotz Aufnahme reichlicher Nahrung, sondern stets nach den Müttern suchten. Naturgemäß leiden die jüngsten Tiere am meisten, und so kommt auch der hohe Zunahmeausfall bei dem letzten Fohlen, das noch nicht 8 Tage alt war, mit fast 15% zustande, trotzdem es einmal mehr — also in kürzeren Abständen — zum Saugen zugelassen wurde, um Schäden zu vermeiden.

In der folgenden Übersicht sind die bei den 5 Tieren erzielten Gesamtmilcherträge im Durchschnitt der Versuchstage und die Gewichtszunahmen zusammengestellt, um Vergleiche anzustellen, wie die Milch von den einzelnen Fohlen verwertet wurde.

[1] Alter bei Versuchsbeginn.

	Durchschnittliche Milchaufnahme	Mittlere Zunahme in 24 Stunden	Auf 1 kg Ansatz
1. Fohlen (17 Tage alt)	8,04 kg	1,06 kg	7,58 kg Milch
2. „ (12 „ „)	9,84 „	1,40 „	7,03 „ „
3. „ (9 „ „)	10,14 „	1,41 „	7,19 „ „
4. „ (10 „ „)	9,74 „	1,39 „	7,00 „ „
5. „ (4 „ „)	10,24 „	1,44 „	7,11 „ „

Für 1 kg Lebendgewichtszunahme waren bei den einzelnen Tieren 7—7,58 kg Milch erforderlich. Dieser Zuwachs ist auf die Gesamtnahrung berechnet und hängt natürlich vom Überschuß der Milchnahrung über den Erhaltungsbedarf ab. Es ist nicht möglich, letzteren genau zu bestimmen; es muß nach den Ergebnissen zahlreicher Versuche[1] angenommen werden, daß die Stoffzersetzung wachsender Tiere, auf 1 qm Oberfläche berechnet, ebenso hoch ist wie bei erwachsenen. Jedoch darf nicht außer acht gelassen werden, daß die Gesamtnahrung der Fohlen[2] 2 bis 5 auf 1000 kg Lebendgewicht berechnet, sehr hoch ist, und zwar rund 2,4 kg verd. Eiweiß und 12,6 kg Stärkewert.

Die günstigen Bedingungen für eine reichliche Ernährung liegen in der Milch selbst: ihre hohe Verdaulichkeit und die vollständige Verwertung der in ihr enthaltenen Nährstoffe sorgen für einen reichlichen Ansatz.

Zahlreiche Untersuchungen mit Kälbern und Ferkeln[3] haben gezeigt, daß der Organismus in den ersten Lebensmonaten befähigt ist, das über den Erhaltungsbedarf hinaus gereichte Milcheiweiß fast vollständig zu verwerten und in den Geweben abzulagern. Von Woche zu Woche büßt das Tier diese Fähigkeit immer mehr ein, da besonders aus Mangel an stickstofffreien Nährstoffen das Eiweiß allmählich zur Erhaltung der vermehrten Körpersubstanz und zur Deckung des erhöhten Wärme- und Kraftbedarfs mitherangezogen wird, so daß aus diesem Grunde eine Futterzugabe nötig ist. Es zeigte sich nämlich, daß bei Zugabe von stickstofffreien Nährstoffen zur Kuhmilch der bereits stark gesunkene Eiweißansatz der Kälber auf die frühere Höhe von über 70% gesteigert werden konnte.

Es ist bekannt, daß der Trockensubstanzgehalt bei allen Tieren im jugendlichen Alter bedeutend geringer ist als bei erwachsenen. In unserem Falle handelt es sich um Fohlen, die noch nicht 3 Wochen alt waren; die erzielte Gewichtszunahme besteht also zu einem großen Prozentsatz aus Wasser. Ferner ist zu beachten, daß auch die in der Milch enthaltenen Mineralien weitgehend, z. B. bei Kälbern bis zu 53%, im Körper abgelagert werden; so vor allem wird der Kalk fast vollständig und die Phosphorsäure zu 70—73% zum Aufbau verwendet, wie dies bei obengenannten Versuchen festgestellt wurde.

Aus allen diesen Gründen ist es vor allem nötig, durch reichliche

[1] *O. Kellner*, a. a. O. 6. Kapitel.

[2] Durchschnittsgewicht der Fohlen 85 kg.

[3] *O. Kellner*, a. a. O. 6. Kapitel.

Fütterung der Mütter für eine ausreichende Ernährung der Fohlen mit Milch zu sorgen, um die Entwicklung in der Jugend weitgehend zu fördern. Die Anlage zum Wachstum ist in den ersten Lebensmonaten am stärksten und vermindert sich beständig, darum darf auf keinen Fall die Ausbildung des Körpers im Entwicklungsstadium gehemmt werden. Wie diese Entwicklung vor sich geht, davon geben die nächsten Kapitel eingehend Aufschluß, in welchen die einzelnen Körperteile in ihrem Wachstum verfolgt werden.

C. Das Wachstum des Pferdekörpers.

I. Die Auswertung der Maßzahlen.

Zum besseren Verständnis der späteren Ausführungen über das Wachstum der einzelnen Körperpartien erscheint es ratsam, zunächst die Verwertung des ermittelten Zahlenmaterials an Hand von Tabellen und graphischen Darstellungen zu erläutern (s. Tabellensammlung)[1]. Für jedes Fohlen ist eine besondere Übersicht vorhanden, auf welcher die bei jeder einzelnen Messung festgestellten Werte verzeichnet sind; daneben auch sämtliche für die Abhandlungen wichtigen Daten über Alter, Abstammung, Geschlecht und Farbe des betreffenden Tieres. Um eine Vergleichsmöglichkeit für die einzelnen Körpermaße zu schaffen, wurde die Widerristhöhe als Grundmaß gewählt und die absoluten Werte in Prozenten der zugehörigen Widerristhöhe ausgedrückt (Relative Maßzahlen). Außerdem ist dort die jeweilig zwischen zwei aufeinanderfolgenden Messungen vorhandene absolute Zunahme bzw. Abnahme eingetragen.

Die Grundlage für die weiteren Untersuchungen bilden die aus den Einzelmessungen errechneten Durchschnittszahlen der abgenommenen Maße, nach Altersklassen und Geschlechtern getrennt. Da auch hier die absoluten Meßergebnisse eine restlose Klärung nicht herbeizuführen vermögen, sind diese ebenfalls in Hundertteilen der jeweiligen Widerristhöhe umgerechnet worden. Um den Grad von Zuverlässigkeit für die berechneten Durchschnittswerte der einzelnen Variantenreihen festzustellen, wurde für diese der einfache mittlere Fehler und die durchschnittliche Schwankung bestimmt; außerdem ist die absolute Schwankung (Variationsbreite) erwähnt worden.

Die Tab. 1a und 1b[2] zeigt die für sämtliche Altersklassen und Maße festgestellten absoluten Mittelwerte, welche in Prozenten der zugehörigen Widerristhöhe ausgedrückt, die in Tab. 2 aufgezeichneten relativen Maßzahlen ergeben.

Die Übersicht über die Maßzunahme zeigt, wie der Wachstumsprozeß in den einzelnen Zeitabschnitten verläuft; und zwar handelt es

[1] Anmerkung S. 209.

[2] Anhang.

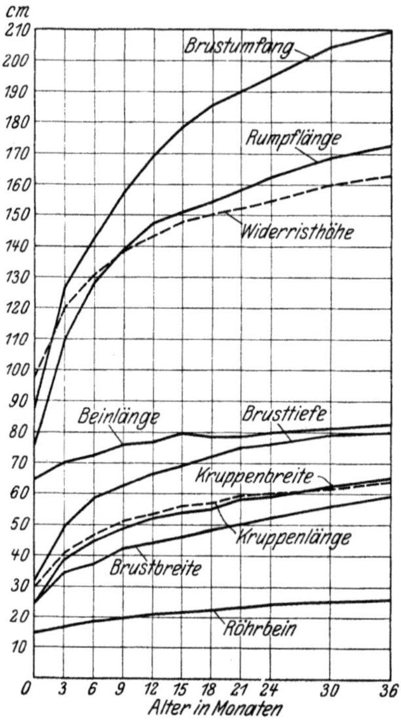

Abb. 1. Die Entwicklung der Körpermaße. Hengste. Maßstab: $^1/_{25}$ der natürlichen Größe.

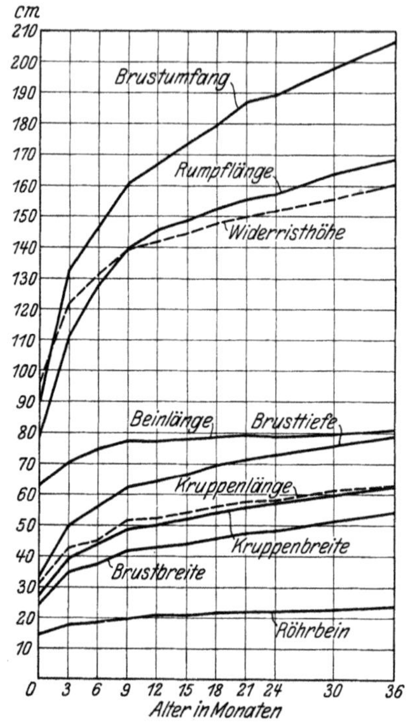

Abb. 2. Die Entwicklung der Körpermaße. Stuten. Maßstab: $^1/_{25}$ der natürlichen Größe.

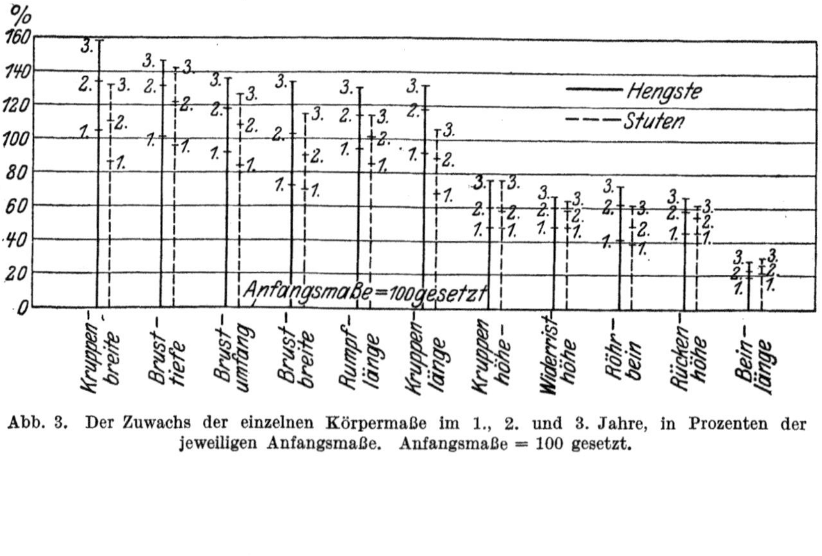

Abb. 3. Der Zuwachs der einzelnen Körpermaße im 1., 2. und 3. Jahre, in Prozenten der jeweiligen Anfangsmaße. Anfangsmaße = 100 gesetzt.

sich bei der ersten Tabelle — Nr. 3 — um den Zuwachs in Zentimetern, alsdann — Nr. 4 — in Prozenten der Gesamtzunahme von der Geburt bis zum 3. Lebensjahr.

Schließlich wurde noch das absolute Anfangsmaß als Ausgangspunkt der Betrachtungen gewählt (= 100 gesetzt) und die jeweilige Zunahme

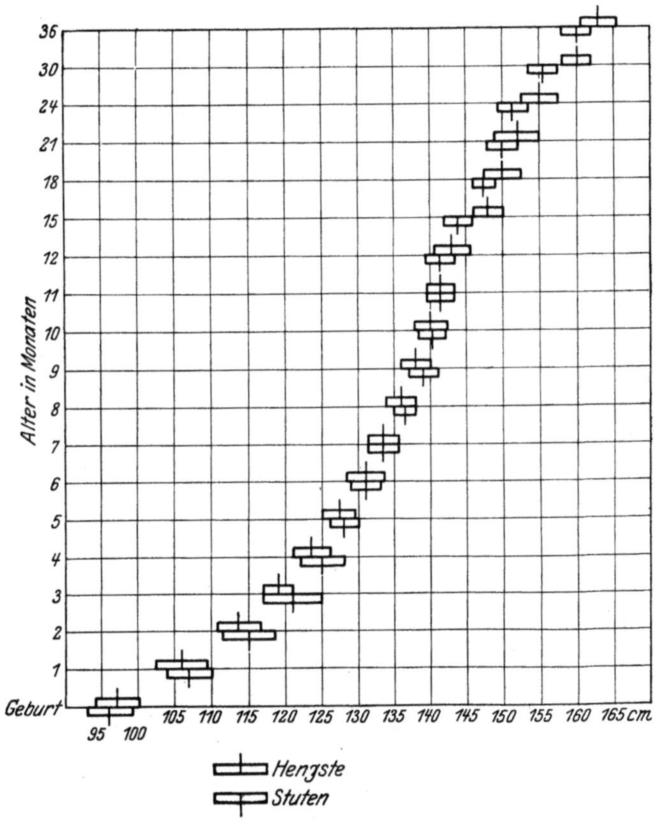

Abb. 4. Die Grenzen des wahren Mittelwertes (M ± 3 m) Widerristhöhe. Maßstab: $^1/_{10}$ der natürlichen Größe.

in Prozenten dieses Maßes errechnet, um die Wachstumsintensität der Körperpartien zu erläutern (Tab. 5).

Um den Gesamtentwicklungsverlauf für jedes abgenommene Maß besonders anschaulich zu machen, wurden die absoluten Durchschnittswerte schließlich noch in ein Koordinatensystem eingezeichnet und zu Kurven verbunden (Abb. 1 und 2). Diese Art der Darstellung vermag uns wohl am besten mit dem Verlauf der Körperentwicklung vertraut zu machen. Ferner wurde der prozentische Zuwachs, bezogen auf das Geburtsmaß, maßstabgerecht in Abb. 3 dargestellt, um die verschiedene Wachstumsintensität der einzelnen Körperteile im 1., 2. und 3. Jahre zu zeigen. Die biometrischen Mittelwerte eines jeden Maßes endlich erhalten eine auch in mathematischer Hinsicht brauchbare Erweiterung durch die schematische Wiedergabe der Streuung unter Anwendung des dreifachen mittleren Fehlers (Abb. 4—6)[1].

II. Die Entwicklung der Körpermaße.

1. Die Widerristhöhe.

Es kann im Rahmen dieser Abhandlung nicht näher auf die anatomische Grundlage des Widerristes, seine Bedeutung für die Anheftung der Muskulatur und damit für die Bewegungsvorgänge eingegangen werden.

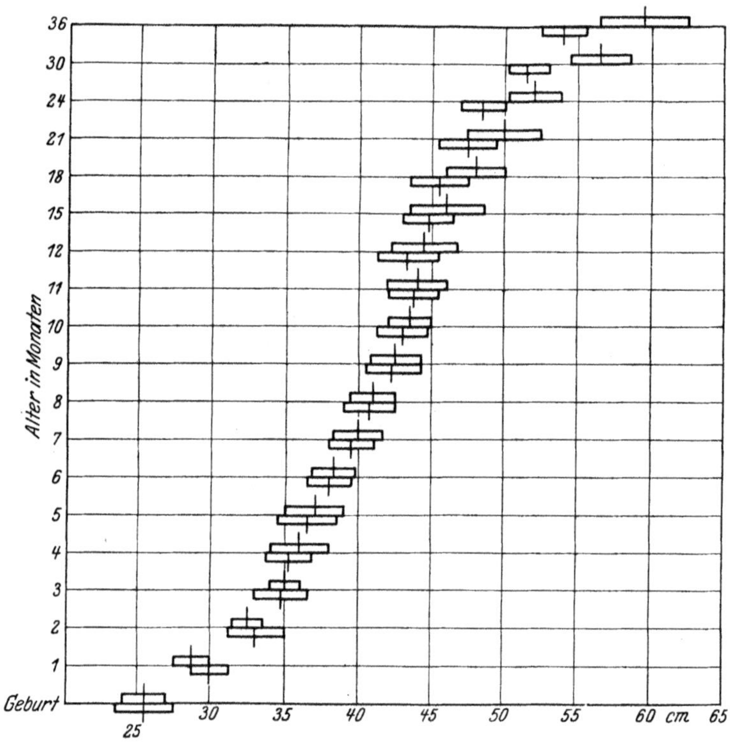

Abb. 5. Die Grenzen des wahren Mittelwertes (M ± 3 m) Brustbreite. Maßstab $^1/_5$ der natürlichen Größe.

Bekanntlich bildet etwa der 4. und 5. Dornfortsatz der Rückenwirbel die höchste Erhebung des Widerristes. Die Höhe des letzteren besitzt für den Gang des Kaltblutpferdes, des ausgesprochenen Last- und Schrittpferdes, nicht die Wichtigkeit wie für den des eleganten Lauf-

[1] Von den 11 Abbildungen werden 3 als Beispiele aufgeführt.

und Reitpferdes; er ist bei allen schweren Arbeitspferden rund und wenig hervortretend, vor allem gekennzeichnet durch das über ihn hinweglaufende starke und breite Nackenband.

Die Widerristhöhe, also der senkrechte Abstand des höchsten Punktes des Widerristes von der Grundebene, diente schon von jeher dazu, die Größe eines Pferdes, sei es nun Schritt- oder Laufpferdes, festzustellen. Wenn auch bei schweren Tieren dieses Maß von der Kruppenhöhe an Größe meistens übertroffen wird, so wird es dennoch

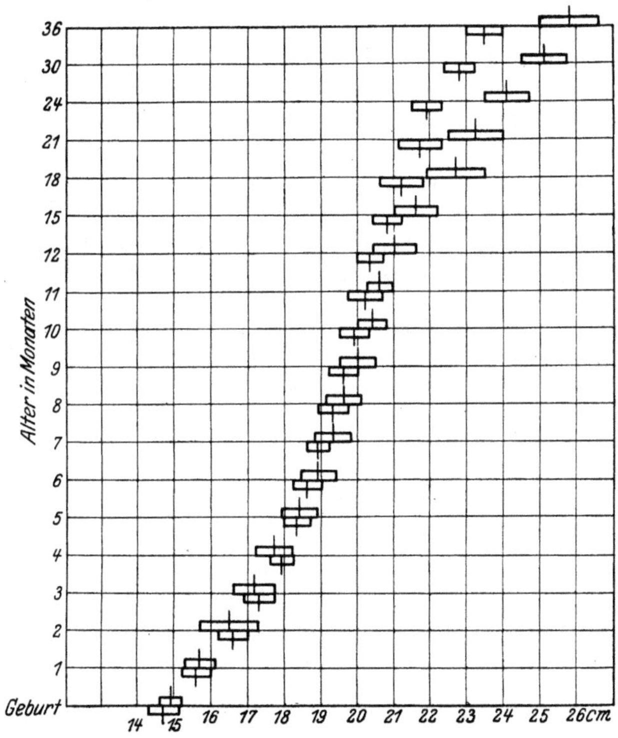

Abb. 6. Die Grenzen des wahren Mittelwertes (M ± 3 m) Röhrbein. Maßstab: 1/2 natürliche Größe.

als Grundmaß herangezogen, um uns Aufschluß darüber zu geben, wie das Verhältnis der einzelnen Körperteile zur Körpergröße beschaffen ist. Deshalb ist auch in den weiteren Abhandlungen dieses Maß als Grundmaß herangezogen worden, um die gefundenen Durchschnittsmaße leichter und klarer würdigen zu können. Wie bereits oben erwähnt, tritt die Länge der Dornfortsätze des Widerristes beim Schrittpferd nicht stark in Erscheinung, so daß dieser meist durch den Haarwuchs der Mähne verdeckt ist und sein höchster Punkt am sichersten mit der Hand festgestellt wird. Bei neugeborenen Pferden ist die Ausbildung dieser Dornfortsätze sehr gering; da außerdem der Brustkorb bei diesen durch die noch schlaffe Muskulatur der Vorhand stark nach unten herabsinkt, kommt es vor, daß der Widerrist tiefer liegt als die Schulterblätter und infolgedessen das Höhemaß am obersten Rande des Schulterblattes genommen werden muß. Sobald jedoch eine Kräftigung der Gesamtmuskulatur eingetreten ist, beginnt der Widerrist langsam hervorzutreten und durch Wachstum der Dornfortsätze nach und nach seine spätere Form anzunehmen. Es sei noch darauf verwiesen, daß für die Größe dieses Maßes die Stellung des Fesselgelenks eine mehr oder weniger bedeutende Rolle spielen kann.

Im folgenden soll auf die Entwicklung der Widerristhöhe an Hand der gefundenen Durchschnittszahlen näher eingegangen werden. Was zunächst das Anfangsmaß anbetrifft, so liegt es bei den Hengsten im Durchschnittsalter von 5 Tagen in vorliegender Arbeit bei 97,1 und bei den Stuten bei 95,9 cm; bei beiden Geschlechtern schwankte es zwischen 90 und 103 cm.

Den Verlauf der Größenentwicklung zeigt uns die nächste Zusammenstellung der absoluten Durchschnittsmaße der Widerristhöhe:

	Geb.	1. Monat	3. Monat	6. Monat	9. Monat	12. Monat	18. Monat	24. Monat	30. Monat	36. Monat	Eltern
Hengste	97,08	106,11	119,16	130,50	138,25	143,20	149,63	155,18	160,00	162,90	163,72
Stuten	95,90	107,13	120,95	130,87	139,04	141,51	147,58	151,39	155,48	160,04	159,83

Danach beträgt die Zunahme der Widerristhöhe in Prozenten der Gesamtzunahme von der Geburt bis zum 3. Jahre:

	1. Halbjahr	2. Halbjahr	1. Jahr	3. Halbjahr	4. Halbjahr	2. Jahr	3. Jahr
Hengste	50,8	19,4	70,2	9,8	8,4	18,2	11,6
Stuten	54,5	16,6	71,1	9,4	5,9	15,3	13,6

Die beiden obigen Tabellen geben uns den Wachstumsverlauf des Kaltblutfohlens von der Geburt bis zum 3. Jahre wieder: An Hand der ermittelten Durchschnittswerte tritt deutlich zutage, wie wichtig das erste Lebensjahr für die Größenentwicklung ist. Mehr als 70% der Gesamtsumme werden bereits im 1. Lebensjahre erzielt, dessen erste Hälfte die entscheidende ist. In diesem Zeitraume nämlich ist der Größenzuwachs ebenso hoch wie in der ganzen übrigen Wachstumszeit des Kaltblutpferdes. Hieraus ist ersichtlich, daß vor allem die ersten Lebensmonate gut überwacht werden müssen und daß etwaige Fehler in der Aufzucht nicht wieder nachgeholt werden können. Es ist eben nicht möglich, mit knappem Futter Tiere groß zu ziehen, was *Hering* zahlenmäßig nachweisen konnte: Im Alter von 1 Jahr war die Widerristhöhe der Kümmerer über 9 cm geringer als der Durchschnitt der normal ernährten Fohlen.

Im weiteren Entwicklungsverlauf nimmt das Wachstum unserer Kaltblüter nach und nach ab; mit 2 Jahren sind etwa 88% der Gesamtzunahme erreicht und bei 3jährigen Tieren kann man das Größenwachstum als abgeschlossen betrachten.

Auch an Hand nachstehender Tabelle kann der Wachstumsverlauf im ersten Jahre beobachtet werden. Die Zunahme der Widerristhöhe betrug:

		1. Monat	2. Monat	3. Monat	4. Monat	5. Monat	6. Monat	1. Halbjahr
In Zentimeter . . .	Hengste	9,03	7,46	5,59	4,53	3,66	3,15	*33,42*
	Stuten	11,23	7,82	6,00	3,80	3,33	2,79	*34,97*
Prozent der Gesamtzunahme	Hengste	13,72	11,32	8,49	6,88	5,56	4,78	*50,80*
	Stuten	17,50	12,20	9,30	5,90	5,20	4,30	*54,50*

		7 Monat	8. Monat	9. Monat	10. Monat	11. Monat	12. Monat	1. Jahr
In Zentimeter . . .	Hengste	2,87	2,50	2,38	1,57	1,58	1,80	*46,12*
	Stuten	2,73	2,92	2,52	1,64	0,82	0,01	*45,61*
Prozent der Gesamtzunahme	Hengste	4,36	3,79	3,62	2,38	2,40	2,73	*70,06*
	Stuten	4,20	4,60	3,90	2,60	1,30	—	*71,10*

Sowohl die absoluten als auch die relativen Zahlen zeigen uns, daß das Größenwachstum in den ersten Monaten ganz erheblich ist. Bereits in einem halben Jahre erreichen die Kaltblutfolhen mehr als die Hälfte der Gesamthöhenzunahme. Auffallend stark ist das Wachstum im 1. Monat; es mag nur darauf aufmerksam gemacht werden, daß z. B. die Stutfohlen in dieser Zeit mehr als ein Sechstel der gesamten Höhenzunahme erreichen. Die zunächst schnelle Entwicklung im 1. Halbjahre nimmt allmählich ab, ist im zweiten immerhin noch erheblich und geht nach Ablauf des 1. Lebensjahres in eine regelmäßige über.

Sind die Unterschiede hinsichtlich des Größenwachstums zwischen beiden Geschlechtern im 1. Jahre gering, so tritt allmählich mit fortschreitender Entwicklung eine deutliche, wenn auch nur geringe Überlegenheit der Hengstfohlen ein.

Zur weiteren Erläuterung der Körpergröße sei noch folgende Berechnung angestellt: Unter Zugrundelegung des durchschnittlichen Geburtsmaßes wird ermittelt, um wieviel Prozent dieses Wertes die Widerristhöhe während der Gesamtentwicklungszeit zugenommen hat.

Die Zunahme der Widerristhöhe in Prozenten des absoluten Anfangsmaßes.

	1. Halbjahr	1. Jahr	2. Jahr	3. Jahr	Geb. bis 3. Jahr
Hengstfohlen	34,5	47,5	12,4	7,9	67,8
Stutenfohlen.	36,5	47,5	10,3	9,1	66,9

Die Tabelle zeigt wieder, daß das Wachstum im 1. Halbjahre am stärksten ist. Um mehr als ein Drittel des absoluten Geburtsmaßes hat die Widerristhöhe in dieser kurzen Zeit zugenommen. Im weiteren Wachstumsverlauf beträgt diese Zunahme noch ein Drittel, so daß mit Ablauf des 3. Jahres der Gesamtzuwachs rund $^2/_3$ des Anfangsgeburtsmaßes beträgt.

Zum Schluß mag noch ein kurzer Vergleich mit den von *Hering* ermittelten Zahlen am Platze sein. Es ist verständlich, daß die in den einzelnen Monaten festgestellten Ergebnisse gewissen Schwankungen unterliegen: deshalb soll nur auf das Gesamtergebnis eingegangen werden, das an Hand nachstehender Tabellen etwaige Unterschiede erkennen läßt.

Zunahme der Widerristhöhe in Prozenten der Gesamtzunahme.

	1. Halbjahr	2. Halbjahr	1. Jahr	2. Jahr	3. Jahr
Hering	56,8	18,8	75,6	16,9	7,4
Verfasser	52,7	17,9	70,6	16,8	12,6

Zunahme der Widerristhöhe in Prozenten des absoluten Geburtsmaßes.

	Geburtsmaß cm	1. Halbjahr %	1. Jahr %	2. Jahr %	3. Jahr %	Geb. bis 3. Jahr %	Endmaß cm
Hering	95,9	37,2	49,5	11,0	4,9	65,4	158,7
Verfasser	96,5	35,5	47,5	11,4	8,5	67,4	161,8

Zunächst stellen wir an der Höhe der Prozentwerte fest, daß das Größenwachstum der von *Hering* gemessenen Fohlen im 1. Lebensjahre ein freudigeres ist. Im 2. Jahre ist die Zunahme bei beiden Gruppen gleich und im 3. Jahre holen die vom Verf. untersuchten Kaltblüter den im ersten erlittenen Ausfall sozusagen wieder ein.

Auch die Werte der zweiten Übersicht weisen große Unterschiede auf, die jedoch nicht stichhaltig sind, wenn wir das Anfangs- und Endmaß beider Gruppen betrachten. Das erstere liegt bei *Hering* nur 0,6 cm niedriger als das der hiesigen Kaltblüter, während das Maß bei den 3jährigen um nicht weniger als 3,1 cm differiert. Das bei den Südhannoveranern ermittelte Endmaß von noch nicht 159 cm deutet darauf hin, daß das Wachstum noch nicht abgeschlossen ist, denn die Eltern dieser Fohlen sind um fast 3 cm größer. Auch können die geringeren Prozentzahlen der II. Gruppe im 1. Jahre jedesmal darin ihren Grund haben. Derartige Unterschiede können wir auch bei den späteren Vergleichen immer wieder feststellen.

2. Die Kruppenhöhe.

Es ist bekannt, daß das Maß der Kruppenhöhe bei allen Kaltblutpferden mit wenigen Ausnahmen sowohl bei der Geburt als auch bei ausgewachsenen Pferden größer ist als die Widerristhöhe. Diese Erscheinung des Überbautseins, die, wie nebenbei bemerkt werden mag, auch bei Warmblutpferden im jugendlichen Alter auftritt, ist einerseits in der geringen Ausbildung der Dornfortsätze des Widerristes, andererseits aber in der verschiedenen Lage des Kreuzbeins und dessen starker Muskulatur zu suchen.

Die Kruppenhöhe selbst wird außerdem noch weitgehend durch die Stellung der Hinterextremität beeinflußt. Das steile und das stark gewinkelte Sprunggelenk sowie die weiche Fesselstellung, die sehr oft in den ersten Tagen nach der Geburt in Erscheinung tritt und auf eine noch schwächliche Entwicklung der Gesamtmuskulatur zurückzuführen ist, sind von ausschlaggebender Bedeutung.

Eine kurze Übersicht über die ermittelten absoluten Maßzahlen läßt den Entwicklungsgang in den einzelnen Altersklassen erkennen:

Kruppenhöhe (absolute Zahlen).

	Geburt	1. Monat	3. Monat	6. Monat	9. Monat	12. Monat
Hengste	98,75	108,44	123,36	134,25	141,18	146,00
Stuten	97,70	110,66	125,09	134,54	142,09	144,96

	18. Monat	24. Monat	30. Monat	36. Monat	Eltern
Hengste.	152,57	157,81	163,63	167,00	166,16
Stuten	151,29	154,36	158,75	164,04	160,98

Genau wie bei der Wideeristhöhe und bei mehreren später behandelten Maßen zeigen auch hier die absoluten Werte, daß die Stutfohlen im 1. Jahre den Hengsten um ein geringes überlegen sind; der Grund ist meines Erachtens darin zu suchen, daß in einigen guten Zuchtbetrieben mehr Stutfohlen, in weniger bedeutenden jedoch mehr Hengste gemessen wurden, die bei der absolut geringen Anzahl der letzteren das Ergebnis stark in ungünstigem Sinne beeinflussen mußten. Der Gesamtwachstumsverlauf zeigt die deutliche Überlegenheit der Hengstfohlen.

Wie anzunehmen war, ist auch bei diesem Maße die Zunahme im 1. Jahre wieder ausschlaggebend. Und immer wieder wird uns vor Augen geführt, daß die ersten Lebensmonate für die körperliche Entwicklung des späteren Typs besonders wichtig sind. Nachstehende Tabelle vermag weiteren Aufschluß zu geben.

Der Zuwachs in Prozenten der Gesamtzunahme (Geburt bis 3. Jahr) stellte sich folgendermaßen:

	1. Halbjahr	2. Halbjahr	1. Jahr	2. Jahr	3. Jahr
Hengste	51,90	17,33	69,23	17,30	13,47
Stuten	55,50	15,70	71,20	14,20	14,60

Weit mehr als die Hälfte des Gesamtzuwachses wird in dem ersten halben Jahre erreicht und nach 12 Monaten ist, wie bei der Widerristhöhe, mehr als 70% Zunahme erfolgt. Auffallend stark ist der Zuwachs im 3. Jahre und wohl weniger auf ein Längenwachstum der Gliedmaßen als auf eine Verstärkung der Kruppenmuskulatur zurückzuführen.

Wie sich die Zunahme auf die einzelnen Monate verteilt, ersehen wir aus nachfolgender Übersicht:

Die Zunahme der Kreuzbeinhöhe im 1. Jahre betrug:

		1. Monat	2. Monat	3. Monat	4. Monat	5. Monat	6. Monat	1/2 Jahr
Hengste		9,69	7,84	6,88	4,22	3,40	3,47	*35,50*
Stuten		12,94	7,66	6,79	3,91	2,69	2,85	*36,84*
In Prozenten der Gesamtzunahme	Hengste	14,19	11,49	10,02	6,19	4,90	5,80	*51,90*
	Stuten	19,50	11,50	10,20	5,90	4,00	4,20	*55,50*
		7. Monat	**8. Monat**	**9. Monat**	**10. Monat**	**11. Monat**	**12. Monat**	**1 Jahr**
Hengste		2,62	2,25	2,06	1,87	1,48	1,47	*47,25*
Stuten		2,63	2,56	2,36	1,59	0,90	0,38	*47,26*
In Prozenten der Gesamtzunahme	Hengste	3,80	3,29	3,02	2,74	2,17	2,13	*69,23*
	Stuten	3,90	3,80	3,60	2,40	1,50	0,60	*71,20*

Die Zunahme im 1. Monat ist besonders stark, beträgt sie doch bei den Stutfohlen allein schon fast $^1/_5$ des Gesamtwachstums: im Laufe des 1. Halbjahres beträgt sie bereits mehr als die Hälfte und allmählich wird sie dann geringer und gleichmäßiger.

Zum Schluß mögen noch die relativen Maßzahlen einer kurzen Betrachtung unterzogen werden, um das bekannte Überbautsein des Kaltblüters zu zeigen.

Die Kruppenhöhe in Prozenten der Widerristhöhe ausgedrückt.

	Geb.	1. Monat	3. Monat	6. Monat	9. Monat	12. Monat
Hengste	101,72	102,19	103,25	102,87	102,11	101,95
Stuten	101,87	103,29	103,39	102,81	102,16	102,43

	18. Monat	24. Monat	30. Monat	36. Monat	Eltern
Hengste	101,96	101,05	102,26	102,52	101,44
Stuten	102,51	101,96	102,10	102,49	100,72

An Hand obiger Werte stellen wir fest, daß beim wachsenden Fohlen das Überbautsein mehr in die Erscheinung tritt als bei den Elterntieren. Daher ist anzunehmen, daß das Wachstum der Kruppenhöhe mit 3 Jahren fast beendet ist, die Widerristhöhe jedoch noch zunehmen dürfte und dadurch eine Angleichung an die bei den Eltern ermittelten relativen Zahlen zustande kommt. Endlich wäre noch zu untersuchen, ob etwaige Unterschiede zwischen den Ergebnissen von *Hering* und den vorliegenden vorhanden sind, worüber folgende Tabellen Aufschluß geben.

Zunahme der Kruppenhöhe in Prozenten der Gesamtzunahme im Durchschnitt beider Geschlechter.

	1. Halbjahr	2. Halbjahr	1. Jahr	2. Jahr	3. Jahr
Hering	59,6	19,4	79,0	15,1	5,9
Verfasser	53,7	16,5	70,2	15,7	14,1

Zuwachs in Prozenten der Anfangsmaße.

	Geburtsmaß cm	1. Halbjahr %	1. Jahr %	2. Jahr %	3. Jahr %	Geb.—3. Jahr %	Endmaß cm
Hering	97,5	39,1	51,8	9,8	3,9	65,5	161,5
Verfasser	98,2	36,8	48,1	10,8	9,5	68,4	165,5

Diese Gegenüberstellung besagt, daß die von *Hering* untersuchten Fohlen im 1. Jahre bedeutend mehr zunahmen, also ein freudigeres Wachstum zeigten als die hiesigen, was auch bei der Widerristhöhe festgestellt wurde. Das gleiche zeigt uns auch die zweite Tabelle, doch ist der Gesamtzuwachs, wie auch das Endmaß besagt, bei den hiesigen Kaltblütern größer.

3. Die Rückenhöhe.

Es mag zugegeben werden, daß dieses Maß im allgemeinen nicht die Bedeutung hat wie die Widerrist- und Kruppenhöhe. Jedoch gibt es einen wertvollen Anhaltspunkt für den Verlauf der Rückenlinie an die Hand und erleichtert somit die Beurteilung eines Pferdes. Was die Größe dieses Maßes anbelangt, so wird es beeinflußt durch das Wachstum der Hinter- und zum Teil der Vorderextremität und außerdem durch die Länge der Dornfortsätze der Rückenwirbelsäule.

Ein weicher Rücken ist beim Kaltblutpferd keine seltene Erscheinung. Er pflegt bei Zuchtstuten aufzutreten, die schon mehrmals gefohlt haben. In diesem Falle ist kein Grund zur Bemängelung gegeben. Sehr oft ist auch bei Hengsten eine übermäßige Inanspruchnahme zum Decken in jugendlichem Alter die Ursache. Im allgemeinen tritt der weiche Rücken viel öfter bei Fohlen auf als bei ausgewachsenen Tieren und findet seine Erklärung in der schwachen Muskulatur der Rückenpartie, die die verhältnismäßig große Masse der Eingeweide nicht zu tragen vermag.

Um einer fehlerhaften Ausbildung dieser Körperpartie entgegenzuarbeiten, ist vor allem für eine möglichst niedrige Anordnung der Freßtröge und Raufen Sorge zu tragen. Auch aus diesem Grunde schon ist der Weidegang jugendlicher Tiere für eine hervorragende Ausbildung der fraglichen Muskulatur unumgänglich notwendig.

Aus nachstehender Tabelle sind die absoluten und relativen Maßzahlen der Rückenhöhe in den einzelnen Altersstufen ersichtlich.

Rückenhöhe (absolute und relative Maßzahlen).

		Geb.	1. Monat	3. Monat	6. Monat	9. Monat	12. Monat
In Zentimeter	Hengste.	95,83	103,55	116,00	126,56	135,00	139,20
	Stuten .	94,80	104,52	117,80	127,80	135,40	137,60
In Prozent	Hengste.	98,71	97,58	97,34	96,97	98,37	97,20
	Stuten .	98,85	97,65	97,32	97,66	97,37	97,25

		18. Monat	24. Monat	30. Monat	36. Monat	Eltern
In Zentimeter	Hengste	145,90	151,40	156,40	159,60	158,72
	Stuten	143,30	147,50	151,00	155,40	154,30
In Prozent	Hengste	97,50	97,58	97,72	97,97	96,94
	Stuten	97,12	97,45	97,12	97,08	96,52

Zwischen beiden Geschlechtern treten keine oder nur geringe Unterschiede auf, der Verlauf der Gesamtrückenlinie ist als völlig normal anzusprechen. Hinsichtlich der absoluten Werte wäre noch zu bemerken, daß sich diese bei den Hengstfohlen und Stuten entsprechend der Widerristhöhe und Kruppenhöhe zueinander verhalten.

Folgende Angaben geben den Zuwachs in den einzelnen wichtigsten Abschnitten wieder.

Zunahme der Rückenhöhe.

		1. Halbjahr	1. Jahr	2. Jahr	3. Jahr
In Zentimeter	Hengste	30,37	43,37	12,24	8,16
	Stuten	32,97	42,83	9,91	7,83
In Prozent der Gesamtzunahme	Hengste	48,20	68,00	19,20	12,80
	Stuten	50,10	70,70	16,30	13,00

In bezug auf obige Tabelle haben die Ausführungen Gültigkeit, die bei der Widerristhöhe und Kreuzbeinhöhe gemacht wurden, denn der Wachstumsverlauf ist im großen und ganzen von den beiden erwähnten Maßen abhängig. Wieder erreichen die Fohlen im 1. Jahre den bei weitem stärksten Zuwachs und im ersten halben Jahre wird bereits die Hälfte der Gesamtzunahme erzielt.

Die Höhe dieser Werte in Prozenten des absoluten Geburtsmaßes mag in Verbindung mit den von *Hering* ermittelten Zahlen kurz mitgeteilt werden.

	1. Halbjahr	1. Jahr	2. Jahr	3. Jahr	Geburt bis 3. Jahr
Hering	36,4	47,9	10,3	5,4	63,7
Verfasser	33,5	45,3	11,5	8,3	65,1

Obige Daten gelten für den Durchschnitt beider Geschlechter; es stellt sich auch hier wieder heraus, daß die von *Hering* gemessenen Tiere denen des Verf. zunächst leicht überlegen sind, im 3. Jahre jedoch von den hiesigen Tieren wieder eingeholt werden, und schließlich in der Gesamtzunahme bei letzteren ein kleines Übergewicht vorhanden ist. Der Gesamtverlauf ist wieder der: Zunächst starkes Anschwellen der Wachstumskurve besonders im ersten Halbjahre, dann allmähliches, gleichmäßiges Zunehmen und schließlich Abfall nach etwa $2^1/_2$ Jahren bis zum Stillstand, der mit gut 3 Jahren erreicht ist.

4. Die Beinlänge und Brusttiefe.

Bei den vom Verf. vorgenommenen Messungen ist die Brusttiefe mit dem Meßstock gemessen, und die Beinlänge durch Subtraktion der ersteren von der Widerristhöhe rechnerisch ermittelt worden. Da das Verhältnis dieser beiden Maße Aufschluß darüber gibt, ob ein Pferd als brusttief oder hochbeinig anzusehen ist, war es nötig, diese beiden im Zusammenhange zu behandeln.

Es ist bekannt, daß während der Entwicklung im Mutterleibe bei allen unseren Nutztieren das Wachstum der Extremitäten in stärkerem Maße erfolgt als das der anderen Körperteile. Da bei der Geburt die Rumpflänge geringer ist als die Widerristhöhe, kann die Gesamtform als ein Hochrechteck angesehen werden.

Während im weiteren Entwicklungsverlauf die Beinlänge nur wenig zunimmt, erfolgt das Wachstum der Brusttiefe in weit stärkerem Maße, so daß am Ende die Beinlänge der Brusttiefe gleich ist. Diese beträchtliche Brusttiefe ist nicht nur ein Rassemerkmal aller frühreifen Pferde, sondern auch anderer Tierarten. An keinem Körpermaß ist wohl besser festzustellen, ob ein Tier in der Jugend reichlich ernährt ist als an der Brusttiefe. Besonders in den ersten Lebensmonaten erfährt dieses Maß eine gewaltige Zunahme; hieraus ist ersichtlich, wie wichtig die Jugendernährung des Fohlens ist, um die für eine spätere große Zugleistung nicht minder notwendige Masse der Vorhand zu erreichen. An Hand der Ergebnisse werden diese Verhältnisse näher klargelegt werden.

Absolute Maßzahlen.

	Geburt	1. Monat	3. Monat	6. Monat	9. Monat	12. Monat	24. Monat	36. Monat	Eltern
Beinlänge in Zentimeter.									
Hengste. . . .	64,83	66,56	70,16	72,63	75,75	79,14	79,44	82,55	82,56
Stuten	62,05	66,57	70,84	74,62	76,95	77,08	78,50	80,75	81,19
Brusttiefe in Zentimeter.									
Hengste. . . .	32,25	39,55	49,00	57,87	62,50	66,06	75,74	80,35	81,16
Stuten	32,85	40,56	50,11	56,25	62,09	64,43	72,89	79,29	78,64

Wir ersehen aus obigen Zahlen, daß die Beinlänge geringe aber gleichmäßig bleibende Zunahmen zu verzeichnen hat und daß der Gesamtzuwachs klein ist. Im Gegensatz hierzu ist der Wachstumsverlauf der Brusttiefe als stürmisch zu betrachten, wie vor allem im 1. Monat festgestellt werden kann; nach einem Jahre tritt bereits eine Verdopplung des Anfangsmaßes ein und bei ausgewachsenen Tieren werden mehr als 140% des Geburtsmaßes erreicht. Leider wird jedoch das Verhältnis von Brusttiefe zur Beinlänge, das beim erwachsenen Kaltblüter 1:1 sein soll, im Durchschnitt nicht ganz erzielt, wenn auch einzelne Tiere bessere Maße erreichten, wie aus den Einzelwachstumstabellen ersichtlich ist.

Eine einwandfreie Beurteilung der ermittelten absoluten Werte läßt sich an Hand der umgerechneten Maßzahlen (prozentual auf die Widerristhöhe = 100 gesetzt) ermöglichen. In den Altersstufen betrug die Beinlänge und Brusttiefe in Prozenten der Widerristhöhe:

Relative Maßzahlen.

	Geburt	1. Monat	3. Monat	6. Monat	9. Monat	12. Monat	24. Monat	36. Monat	Eltern
					Beinlänge.				
Hengste. . . .	66,78	62,79	58,88	55,66	54,80	53,87	51,20	50,68	50,43
Stuten	65,75	62,14	58,54	57,02	55,33	54,47	51,86	50,48	50,80
					Brusttiefe.				
Hengste. . . .	33,22	37,21	41,12	44,34	45,20	46,13	48,80	49,32	49,57
Stuten	34,25	37,86	41,46	42,98	44,67	45,53	48,14	49,20	49,52

Bei der Geburt entfällt rund $^1/_3$ auf die Brusttiefe. Wie bereits oben erwähnt, nimmt die Brusttiefe im Laufe der Weiterentwicklung stark zu, während das Wachstum der Beinlänge langsam fortschreitet, so daß letztere schließlich von rund 66% der Widerristhöhe bei der Geburt auf etwa 50% bei den erwachsenen Kaltblutpferden zurückgeht.

Über das Wachstum in großen Zeitabschnitten wird die nächste Zusammenstellung Auskunft geben.

Der Zuwachs in Prozenten der Gesamtzunahme betrug:

		1. Halbjahr	1. Jahr	2. Jahr	3. Jahr
Beinlänge	Hengste . .	44,0	69,47	12,98	17,55
	Stuten . .	65,3	79,80	7,90	12,30
Brusttiefe	Hengste . .	53,2	70,29	20,13	9,58
	Stuten . .	50,4	68,00	18,30	13,70

Der Entwicklungsgang kann kurz folgendermaßen dargestellt werden: Abgesehen davon, daß die Werte der Beinlänge bei beiden Geschlechtern großen Schwankungen unterliegen, erkennen wir doch, daß im ersten Jahre das Längenwachstum der Knochen am stärksten ist und $^2/_3$ des Gesamtzuwachses erreicht. An den absoluten Zahlen gemessen beträgt dieses im 2. und 3. Jahre nur noch 4 cm.

Die Brusttiefe dagegen nimmt im ersten Halbjahre mehr als die Hälfte der Gesamtzunahme zu, woraus wieder die große Bedeutung richtiger Ernährung in den ersten Lebensmonaten hervorgeht: darum müssen wir dafür sorgen, daß während der Säugezeit und auch nachher den Fohlen eine reichliche Fütterung und sorgfältige Aufzucht zuteil wird. Im 2. Jahre macht die Entwicklung erhebliche Fortschritte, und im 3. ist sie noch so stark, daß wir nicht ganz ohne Grund auf eine weitere, wenn auch geringe Zunahme rechnen können, und zwar weniger durch ein Tieferwerden der Brust als durch Wachstum des Widerristes.

Die Einzelzunahmen zeigen folgendes Bild:

Der Zuwachs betrug im

		1. Monat	2. Monat	3. Monat	4. Monat	5. Monat	6. Monat	1. Halbjahr
Beinlänge	Hengste	1,73	2,26	1,34	1,53	0,09	0,85	*7,80*
	Stuten	3,52	2,56	1,71	1,65	1,21	0,92	*11,57*
In Prozenten der Gesamtzunahme	Hengste	9,76	12,75	7,56	9,64	0,50	4,48	*44,00*
	Stuten	18,00	14,00	9,10	9,00	7,40	6,30	*65,30*

		7. Monat	8. Monat	9. Monat	10. Monat	11. Monat	12. Monat	1. Jahr
Beinlänge	Hengste	0,99	1,13	1,00	0,48	0,13	1,04	*12,31*
	Stuten	0,88	0,76	0,69	0,19	0,03	0,09	*14,03*
In Prozenten der Gesamtzunahme	Hengste	5,25	6,43	5,68	2,71	0,74	6,04	*69,47*
	Stuten	5,20	4,80	4,60	1,10	0,20	0,30	*79,80*

Brusttiefe.

		1. Monat	2. Monat	3. Monat	4. Monat	5. Monat	6. Monat	1. Halbjahr
Hengste		7,30	5,20	4,25	3,00	3,57	2,30	*25,62*
Stuten		7,71	5,26	4,29	2,15	2,12	1,80	*23,40*
In Prozenten der Gesamtzunahme	Hengste	15,18	10,81	8,84	6,24	7,43	4,78	*53,20*
	Stuten	16,00	11,30	9,30	4,60	4,50	4,00	*50,40*

		7. Monat	8. Monat	9. Monat	10. Monat	11. Monat	12. Monat	1. Jahr
Hengste		1,88	1,37	1,38	1,09	1,71	0,76	*33,81*
Stuten		1,85	2,16	1,83	1,45	0,79	0,10	*31,58*
In Prozenten der Gesamtzunahme	Hengste	3,90	2,84	2,85	2,27	3,55	1,58	*70,29*
	Stuten	4,00	4,60	3,90	3,10	1,70	2,20	*68,00*

Hinsichtlich des Wachstums der Beinlänge wäre zu erwähnen, daß der größte Zuwachs im ersten Halbjahre erfolgt ist, jedoch die Zunahmen in den einzelnen Monaten sehr unregelmäßig sind und wohl auf das Tieferwerden der Brust zurückzuführen sind.

Die Brusttiefe erreicht bereits im 1. Monat fast $^1/_4$ des Zuwachses des 1. Jahres, in einem halben Jahre nimmt diese bereits mehr als die Hälfte des Gesamtwachstums zu und mit dem 1. Lebensjahre sind 70% Zunahme erfolgt.

Obige Entwicklung vergegenwärtigen wir uns nunmehr noch in Prozenten des durchschnittlichen Geburtsmaßes.

Folgende Werte wurden errechnet:

		1. Halbjahr	1. Jahr	2. Jahr	3. Jahr	Geb.—3. Jahr
Beinlänge	Hengste	12,0	19,0	3,5	4,8	27,03
	Stuten	18,3	22,3	2,2	3,5	28,00
Brusttiefe	Hengste	78,6	101,7	30,0	14,2	145,90
	Stuten	71,1	96,0	25,9	19,6	141,50

In den ersten 6 Monaten tritt das Wachstum der Brusttiefe auffallend stark in Erscheinung, mit einem Jahre hat sich diese Körperpartie bereits verdoppelt und bei den Dreijährigen macht sie fast das $1^1/_2$fache des Geburtsmaßes aus.

Aus allen Tabellen dieses Kapitels ist ersichtlich, daß die Hengstfohlen hinsichtlich des Gesamtwachstums den weiblichen Tieren ständig, wenn auch nicht erheblich überlegen sind. Zum Schluß erscheint ein Vergleich mit den Ergebnissen von *Hering* wünschenswert, besonders hinsichtlich der Brusttiefe.

Zunahme der Brusttiefe in Prozenten der Gesamtzunahme.

	1. Halbjahr	2. Halbjahr	1. Jahr	2. Jahr	3. Jahr
Hering	50,8	18,7	69,5	19,7	11,7
Verfasser	51,8	17,4	69,2	19,1	11,7

Zunahme in Prozenten des Anfangsmaßes.

	Geburtsmaß in cm	1. Halbjahr	1. Jahr	2. Jahr	3. Jahr	Geburt bis 3. Jahr	Endmaß
Hering	30,2	82,4	112,6	31,9	17,3	161,8	79,2
Verfasser	33,8	74,9	98,8	27,9	16,9	143,6	79,8

Die Werte der ersten Tabelle, die für den Durchschnitt beider Geschlechter gelten, zeigen nur geringe Unterschiede hinsichtlich der Verteilung der Wachstumszunahme in den einzelnen Zeiträumen. Haben die vom Verf. gemessenen Versuchstiere im 1. Halbjahre einen kleinen Vorsprung aufzuweisen, so büßen sie diesen im Verlaufe der Entwicklung wieder ein und im 3. Jahre zeigen sie wieder ein freudigeres Wachstum als die des angegebenen Autors.

Jedoch deuten die Prozentzahlen der zweiten Zusammenstellung zunächst darauf hin, daß die hiesigen Fohlen stark im Rückstande sind. Es darf jedoch bei der richtigen Beurteilung nicht außer acht gelassen werden, daß das Anfangsmaß der letzteren bedeutend höher ist als das der Südhannoveraner, wodurch deren prozentisch hohe Zunahme ihre Erklärung findet.

5. Die Kruppenbreite und die Kruppenlänge.

Zur Feststellung des Wachstums und Charakterisierung der Kruppe sind im vorliegenden Falle 2 Maße zur Anwendung gekommen: Die Kruppenbreite und die Kruppenlänge. Aus den Maßzahlen, die bei der Beurteilung des heimischen Elternmaterials angeführt wurden, ist ersichtlich, daß die Kruppe des erwachsenen Kaltblutpferdes im großen und ganzen ein Quadrat bildet. Bei der großen Bedeutung dieses Körperteils für die Fortbewegung des Tieres ist es nötig, auf die anatomische Grundlage kurz einzugehen, wobei auf seine normale Beschaffenheit Rücksicht genommen werden soll, ohne fehlerhafte Stellungen zu betrachten.

Die knöcherne Grundlage wird durch das Kreuzbein und die beiden Beckenbeine gebildet, von denen letztere aus je 3 Knochen bestehen. Bedeckt wird die Kruppe durch starke Muskelmassen, die die Anspannung des Rückens und die Beugung bzw. Streckung der Hinterhand besorgen. Da jene die Knochen an fast allen Stellen überziehen, werden sie bei der Maßabnahme mitgemessen. Je länger die Darm- und Sitzbeine sind, je länger die Muskeln, die an diesen angreifen, um so mehr Kraft kann erzeugt werden. Da gerade die Vorwärtsbewegung der Last durch die Hinterhand erfolgt, kann man verstehen, wie günstig eine breite kräftige Kruppenpartie sich für den Kaltblüter auswirken muß. Vor allem muß auf eine genügende Länge des Kreuzbeins und Sitzbeins Wert gelegt werden, denn an beiden greifen stärkste Muskelgruppen an.

Zunächst soll an Hand der absoluten Werte festgestellt werden, wie sich Breite und Länge von Geburt an zueinander verhalten und entwickeln.

Es betrug im Durchschnitt:

Absolute Maßzahlen.

	Geb.	1. Monat	3. Monat	6. Monat	9. Monat	12. Monat	18. Monat	24. Monat	36. Monat
				Kruppenbreite.					
Hengste . . .	25,33	30,91	38,58	44,43	48,78	52,03	55,28	59,16	65,40
Stuten	27,00	31,56	39,09	43,72	49,00	50,37	54,00	56,97	62,83
				Kruppenlänge.					
Hengste . . .	29,70	34,86	40,95	46,50	50,81	53,36	56,84	60,14	63,90
Stuten	30,95	36,08	41,52	45,14	50,77	51,82	55,81	58,27	62,93

Die Gegenüberstellung der beiden Körpermaße zeigt, daß die Breite des Beckens von Geburt an zunächst geringer als die Länge ist. Im

Laufe der Entwicklung nimmt jedoch erstere mehr zu, so daß bei erwachsenen Pferden die Kruppe mehr breit als lang ist, wie bei den Hengstfohlen ebenfalls im 3. Jahre schon festgestellt werden kann. Im Alter von 2—3 Jahren ist die Kruppe der Quadratform am nächsten.

Im Durchschnitt beider Geschlechter beträgt die Differenz zwischen der Breite und Länge bei der Geburt fast 4 cm; im Alter von $^1/_2$ Jahr 1,8 cm; bei Jährlingen 1,4 cm und bei Zweijährigen nur noch 1,2 cm. An Hand der relativen Maßzahlen lassen sich diese Verhältnisse am besten darstellen. In Prozenten der Widerristhöhe betrug:

Relative Maßzahlen.

	Geb.	1. Monat	3. Monat	6. Monat	9. Monat	12. Monat	18. Monat	24. Monat	36. Monat	Eltern
					Kruppenbreite.					
Hengste .	26,08	29,13	32,37	34,04	35,28	36,33	36,94	38,12	40,14	40,17
Stuten . .	28,15	29,35	32,36	33,40	35,25	35,59	36,59	37,63	39,25	37,97
					Kruppenlänge.					
Hengste .	30,50	32,85	34,36	35,62	36,75	37,26	37,98	38,75	39,26	37,76
Stuten. .	32,27	33,68	34,35	34,49	36,51	36,62	37,85	38,49	39,32	37,76

Aus der steigenden Tendenz der Maßzahlen entnehmen wir, daß sich die gesamte Kruppe schneller und kräftiger entwickelt als die Widerristhöhe, die wir wieder als Grundmaß ansetzten; vor allem in den ersten Lebensmonaten ist die Steigerung erheblich, wie wir auch später bei der Besprechung der Einzelzunahmen noch sehen werden.

Wie bereits oben erwähnt, ist die Länge der Kruppe deren Breite ständig überlegen, bis zum Alter von 3 Jahren, wo Gleichheit der beiden Maße eintritt. Hinsichtlich geschlechtlicher Unterschiede können wir bemerken, daß bei beiden Maßen die Stuten zunächst den Hengstfohlen überlegen sind, daß letztere aber im weiteren Entwicklungsgange den Vorsprung wieder einholen und schließlich nennenswerte Differenzen nicht bestehen. In welcher Weise die Entwicklung beider Maße in den großen Zeitabschnitten vonstatten geht, darüber gibt die nächste Tabelle Aufschluß.

Die Zunahme in Prozenten des Gesamtzuwachses betrug:

	1. Halbjahr	1. Jahr	2. Jahr	3. Jahr
		Kruppenbreite.		
Hengste	47,7	66,60	17,79	15,61
Stuten	46,5	65,30	18,10	16,60
		Kruppenlänge.		
Hengste	51,8	70,88	18,78	10,34
Stuten	44,3	65,10	20,20	14,70

Wie anzunehmen war, zeichnet sich auch hier wieder besonders das erste halbe Jahr durch rapides Wachstum sowohl der Breite als auch Länge aus; wird doch in diesem kurzen Zeitraum die Hälfte der Gesamtzunahme erzielt. Im ersten Lebensjahre sind dann $^2/_3$ zurückgelegt, alsdann erfolgen die Zunahmen gleichmäßig und fallen schließlich langsam ab. Der Verlauf der Wachstumskurven bringt obige Verhältnisse klar zum Ausdruck. Da das erste Jahr wiederum als das bedeutendste anzusehen ist, mögen die Zunahmen hier im einzelnen angegeben werden.

Der Zuwachs betrug:

Kruppenbreite.

	1. Monat	2. Monat	3. Monat	4. Monat	5. Monat	6. Monat	½ Jahr
Hengste	5,58	4,69	2,98	1,99	1,48	2,40	*19,10*
Stuten	4,56	4,63	2,90	1,45	0,76	2,42	*16,71*
In Prozenten der Gesamtzunahme Hengste	13,92	11,66	7,44	4,96	3,65	5,97	*47,70*
In Prozenten der Gesamtzunahme Stuten	12,70	12,90	8,10	4,00	2,10	6,90	*46,50*

	7. Monat	8. Monat	9. Monat	10. Monat	11. Monat	12. Monat	1. Jahr
Hengste	1,60	1,50	1,25	1,11	1,06	1,03	*26,70*
Stuten	1,71	1,78	1,79	1,82	0,46	0,31	*23,37*
In Prozenten der Gesamtzunahme Hengste	3,98	3,70	3,14	2,88	2,65	2,54	*66,60*
In Prozenten der Gesamtzunahme Stuten	4,80	4,90	4,90	3,40	1,30	0,80	*65,30*

Kruppenlänge.

	1. Monat	2. Monat	3. Monat	4. Monat	5. Monat	6. Monat	½ Jahr
Hengste	5,16	3,74	2,35	1,35	1,66	2,54	*18,80*
Stuten	5,13	3,18	2,26	1,41	1,42	0,79	*14,19*
In Prozenten der Gesamtzunahme Hengste	19,77	10,33	6,48	3,73	4,58	7,01	*51,80*
In Prozenten der Gesamtzunahme Stuten	16,00	10,00	7,00	4,40	4,50	2,50	*44,30*

	7. Monat	8. Monat	9. Monat	10. Monat	11. Monat	12. Monat	1. Jahr
Hengste	1,65	1,22	1,44	0,86	0,66	1,03	*25,66*
Stuten	2,16	1,76	1,71	1,09	0,67	0,71	*20,87*
In Prozenten der Gesamtzunahme Hengste	4,54	3,37	3,98	2,34	1,82	2,84	*70,88*
In Prozenten der Gesamtzunahme Stuten	6,90	5,50	5,40	3,40	2,00	2,30	*65,10*

Was zunächst die Kruppenbreite bei beiden Geschlechtern angeht, so sind die Zunahmen in den ersten beiden Monaten ganz beträchtlich und machen $^1/_4$ des Gesamtzuwachses aus. In 6 Monaten ist fast die Hälfte und mit einem Jahre, wie bereits oben erwähnt, $^2/_3$ erzielt. Bei dem Längenwachstum der Kruppe liegen die Verhältnisse ähnlich, doch machen sich hier geschlechtliche Unterschiede bemerkbar. Der Entwicklungsprozeß verläuft bei den Stutfohlen bedeutend langsamer im 1. Jahre und übertrifft dafür im 2. und 3. Jahre den der Hengste. Letzterer Vorgang läßt sich an nachstehender Tabelle gut verfolgen.

Die Zunahme in Prozenten des Geburtsmaßes betrug:

	1. Halbjahr	1. Jahr	2. Jahr	3. Jahr	Geburt bis 3. Jahr
		Kruppenbreite.			
Hengste	75,5	105,4	28,2	24,6	158,2
Stuten	61,8	86,1	24,2	21,7	132,2
		Kruppenlänge.			
Hengste	68,8	92,6	24,5	13,5	130,6
Stuten	47,1	67,4	21,3	15,5	104,2

Ganz allgemein ist aus dieser Übersicht zu ersehen, daß z. B. die Hengstfohlen bereits mit einem Jahre ihre Kruppenbreite mehr als verdoppelt haben und daß am Ende des 3. Jahres dieses Maß sogar das $2^1/_2$fache des Geburtsmaßes ausmacht. Die Kruppenlänge hingegen hat nicht so starke Zunahmen zu verzeichnen, wodurch der Vorsprung, den letztere zunächst vor der Breite hatte, allmählich verlorengeht und schließlich Gleichheit beider Teile zustande kommt.

Auffallend stark sind die Unterschiede bei beiden Geschlechtern. Der Grund hierfür liegt einerseits in den geringeren absoluten Zunahmen der Stutfohlen, ist andererseits aber vor allem darin zu suchen, daß die letzteren bei der Geburt beträchtlich höhere Maße für beide Körperteile aufwiesen als die männlichen Tiere. Dennoch muß festgestellt werden, daß die Kruppenbreite die prozentisch stärkste Zunahme im Hinblick auf das Anfangsmaß von sämtlichen behandelten 11 Körpermaßen aufzuweisen hat und die Kruppe somit als der frohwüchsigste Teil des Kaltblutpferdes anzusprechen ist.

6. Der Brustumfang und die Brustbreite.

Die Ausdehnung und Form des Brustkorbes wird durch das Maß des Brustumfanges im Verein mit der Feststellung der Breite und Tiefe erfaßt. Bei der Besprechung der Elterntiere ist bereits darauf hingewiesen worden, daß im vorliegenden Falle die Brustbreite von Buggelenk zu Buggelenk ermittelt wurde. Auf die Bedeutung des Umfanges hat vor allem *S. v. Nathusius* immer wieder hingewiesen; ist doch die Größe desselben das Merkmal eines frühreifen, guten Futterverwerters. Verbunden mit der Ermittlung der Brustbreite geben uns beide am besten Aufschluß darüber, wie weit die beim Kaltblüter erstrebte tonnenförmige Brust erreicht ist.

Es kann im Rahmen dieser Abhandlung nicht weiter auf die Bedeutung der Größe des Brustumfanges für die Leistungsfähigkeit der inneren Organe, Herz und Lunge, eingegangen werden, zumal diese Zusammenhänge noch zu wenig erforscht sind. Die Breitenausdehnung der Brust wird vor allem bedingt durch die Krümmung und Länge der Rippen. Es ist ohne weiteres verständlich, daß bei einer reichlichen Jugendernährung — in einer Zeit also, wo bereits beim Kaltblutpferd der spätere Typ festgelegt wird — durch den Druck der Organe von innen nach außen eine Ausweitung des gesamten Brustkorbes eintreten muß und damit jene Körperfülle gebildet wird, die für die Kraftentwicklung eines schweren Pferdes notwendig ist. Besonders ist also auf eine gute Rippenwölbung hinzuwirken, denn bei zu flacher Rippe erscheint ein Kaltblutpferd hinter der Schulter eingeschnürt, ein Zustand, der immer unerwünscht ist.

Natürlich darf es bei dem für eine solche üppige Entwicklung notwendigen Verzehr besonders gehaltreicher Futtermittel an ausreichender Bewegung im Winter nicht fehlen, um vor allem auch in dieser Zeit eine bessere Durchblutung von Herz und Lunge zur Kräftigung der Gesamtkonstitution zu erreichen.

Wir vergegenwärtigen uns die absoluten Maßzahlen von Brustbreite und Umfang an folgender Übersicht.

Absolute Maßzahlen.

	Geburt	1. Monat	3. Monat	6. Monat	9. Monat	12. Monat	18. Monat	24. Monat	36. Monat	Eltern
				Brustbreite (in Zentimeter).						
Hengste	25,58	29,11	35,08	38,18	42,43	44,46	48,05	52,03	59,45	61,34
Stuten	25,40	29,95	34,80	38,12	42,24	42,97	45,58	48,53	54,10	49,54
				Brustumfang (in Zentimeter).						
Hengste	88,16	106,61	125,75	143,27	157,12	168,86	184,84	195,10	209,20	222,86
Stuten	90,70	108,56	131,38	145,37	158,90	166,84	179,33	189,23	205,62	200,95

Genau wie bei der Kruppenbreite zeigen auch hier die absoluten Maßzahlen der Brustbreite, daß der Rumpf bei der Geburt schmal ist und erst im Laufe der Entwicklung seine Ausmaße annimmt. In bezug auf die Ausbildung des Brustkorbes bestehen bei beiden Geschlechtern bis zum 1. Jahre keine großen Unterschiede. Erst im 2. und 3. Jahre zeigen die Hengstfohlen die für dieses Geschlecht charakteristische, gewaltige Massenentwicklung der Vorhand, wie sie bei den Eltern am deutlichsten in die Erscheinung tritt. An Hand der relativen Werte lassen sich die oben geschilderten Verhältnisse klar darstellen.

Es betragen in Prozenten der Widerristhöhe in den einzelnen Altersklassen:

Relative Maßzahlen.

	Geburt	1. Monat	3. Monat	6. Monat	9. Monat	12. Monat	18. Monat	24. Monat	36. Monat	Eltern
					Brustbreite.					
Hengste	26,34	27,43	29,43	29,25	30,69	31,04	32,11	33,52	36,53	37,46
Stuten	26,46	27,96	28,80	29,12	30,88	30,15	30,88	32,05	33,80	30,99
					Brustumfang.					
Hengste	90,81	100,47	105,53	109,78	113,64	117,91	123,53	126,35	128,29	136,12
Stuten	94,57	101,33	108,59	111,07	114,28	117,90	121,52	124,98	128,42	125,72

Wie bereits oben besprochen, treten hinsichtlich des Brustbreitenmaßes geschlechtliche Unterschiede erst nach Ablauf des 1. Lebensjahres auf.

Während bei der Brusttiefe (s. vorn) festgestellt werden konnte, daß die Stutfohlen den männlichen Versuchstieren nur wenig nachstanden, ergibt sich an obigen Werten für die Breite, daß die Hengstfohlen im ausgewachsenen Zustande eine stärkere Entwicklung der Brustbreite aufzuweisen haben, die besonders wieder bei den Elterntieren zum Ausdruck kommt, und zwar beträgt der Unterschied nicht weniger als 6,5%, bei den Dreijährigen mehr als 3%.

Hinsichtlich des Brustumfanges wäre zu erwähnen, daß zunächst die weiblichen Fohlen auf Grund ihrer höheren absoluten Maße die größeren Prozentzahlen aufweisen und im 2. und 3. Jahre der Ausgleich hergestellt ist. Hier tritt ein Vorrang der Hengste im Gegensatz zu früher nicht in Erscheinung und damit ist der Beweis erbracht, daß es sich bei den hiesigen gemessenen Stutfohlen um gutgerippte, tiefe Rassevertreter handelt, die wenigstens als Dreijährige ihre männlichen Stallgefährten nicht zu scheuen brauchen.

Wie sich das Wachstum in den größeren Zeitabschnitten gestaltete, möge an folgender Zusammenstellung gezeigt werden.

Es entfallen in Prozenten des Gesamtzuwachses auf das

		1. Halbjahr	2. Halbjahr	1. Jahr	2. Jahr	3. Jahr
Brustbreite	Hengste	37,10	18,64	55,74	23,35	21,92
	Stuten	44,30	16,90	61,20	19,80	19,90
Brustumfang	Hengste	45,50	21,17	66,67	19,21	14,12
	Stuten	47,60	18,60	66,20	19,40	14,40

Wir gehen zunächst auf die Werte der Brustbreite näher ein; vergleichen wir diese z. B. mit denen der Kruppenbreite, so erkennen wir, daß das Wachstum der Vorhand bedeutend langsamer fortschreitet. Wenn auch im Durchschnitt beider Geschlechter rund 40% der Zunahme im 1. Halbjahre erfolgte, so kann dieses Ergebnis nicht als ausreichend betrachtet werden. Es darf nicht außer acht gelassen werden, daß es sich hier um die Vorderbrustbreite handelt. Die Anheftung der Schulter an den Rumpf ist besonders nach der Geburt und in den ersten Lebensmonaten eine sehr lockere, und die natürliche Folge ist ein Abstehen der Buggelenke vom Körper. Erst mit zunehmendem Wachstum und mit dem Kräftigerwerden der Gesamtmuskulatur läßt sich die wirkliche Breitenzunahme des Brustkorbes mit dem Meßstocke erfassen. Auf diese Weise kommen die hohen absoluten Brustbreitenmaße bei der Geburt zustande; außerdem können die erheblichen Zunahmen im 2. und 3. Jahre zum Teil hiermit erklärt werden.

Aus all diesen Gründen ist es verständlich, daß uns der Brustumfang einen günstigeren Maßstab für die Ausdehnung des Brustkorbes angibt als die Vorderbrustbreite. Sehen wir uns diese Werte einmal an, so finden wir, daß bereits mit einem halben Jahre fast die Hälfte des Zuwachses von der Geburt bis zum ausgewachsenen Dreijährigen erreicht ist. Beim Jährling können wir bereits $^2/_3$ feststellen, und der Rest verteilt sich auf das 2. und 3. Jahr mit abnehmender Intensität. Wollen wir also eine genügende Ausbildung des Brustkorbes, im besonderen der Tiefe und Breite, so müssen wir im 1. Jahre für eine zweckentsprechende Aufzucht in jeder Weise sorgen, dann wird es auch dem erwachsenen Kaltblutpferde an den notwendigen Maßen der Vorhand nicht fehlen.

Geringe Unterschiede hinsichtlich der Entwicklung der beiden Maße bei den Hengsten und Stuten lassen sich an nebenstehender Übersicht, die die

	1. Monat	2. Monat	3. Monat	4. Monat	5. Monat	6. Monat	7. Monat	8. Monat	9. Monat	10. Monat	11. Monat	12. Monat	1. Jahr
Brustbreite.													
Hengste	3,53	3,56	2,41	1,07	0,77	1,26	1,78	1,19	1,28	0,89	0,84	0,30	*18,88*
Stuten	4,55	3,20	1,65	0,51	1,29	1,52	1,36	1,25	1,51	0,94	0,52	0,73	*17,57*
In Prozent der Gesamtzunahme: Hengste	10,42	10,52	7,11	3,16	2,27	3,72	5,26	3,51	3,67	2,62	2,58	0,89	*55,74*
In Prozent der Gesamtzunahme: Stuten	15,90	11,10	5,80	1,70	4,50	5,30	4,70	4,40	5,20	3,20	1,70	2,50	*61,20*
Brustumfang.													
Hengste	18,45	10,46	8,68	6,32	4,57	6,63	5,29	4,50	4,06	3,40	4,28	4,06	*80,70*
Stuten	17,86	12,44	10,38	4,66	4,96	4,37	3,72	4,74	4,51	3,68	2,36	1,89	*76,14*
In Prozent der Gesamtzunahme: Hengste	15,24	8,64	7,17	5,22	3,77	5,48	4,37	3,72	3,35	2,81	3,53	3,35	*66,67*
In Prozent der Gesamtzunahme: Stuten	15,50	10,80	9,10	4,00	4,30	3,80	3,70	4,10	3,90	3,20	2,00	1,60	*66,20*

Zunahmen in den einzelnen Monaten wiedergibt, feststellen. Der Zuwachs betrug im: (s. vorige Seite)

Für die Brustbreitenentwicklung sind die ersten 3 Monate besonders wichtig, werden doch in diesem kurzen Zeitabschnitt fast 30% des Gesamtzuwachses erzielt, und zwar zeigen die Stutfohlen bis zum 1. Jahre das freudigere Wachstum.

Auf die Entwicklung des Brustumfanges wurde bereits oben hingewiesen. Auch hier sind wieder bei beiden Geschlechtern die ersten Monate ausschlaggebend; denn im 1. Vierteljahre erfolgte allein schon $^1/_3$ des gesamten Brustumfangzuwachses. Die Unterschiede innerhalb der männlichen und weiblichen Tiere sind gering, wie die Werte am Ende des 1. Lebensjahres andeuten.

Schließlich sei der Entwicklungsgang noch an folgender Zusammenstellung dargelegt, die den Zuwachs in Prozenten des Anfangsmaßes angibt.

		1. Halbjahr	1. Jahr	2. Jahr	3. Jahr	Geb. bis 3. Jahr
Brustbreite	Hengste	49,2	73,7	29,2	28,8	131,7
	Stuten	50,1	69,1	21,9	22,0	113,0
Brustumfang	Hengste	62,4	91,6	26,4	19,4	137,4
	Stuten	60,3	83,9	24,6	18,1	126,6

Die Vorderbrustbreite hat sich etwa im Alter von 2 Jahren verdoppelt und macht bei den Hengsten am Ende des 3. Lebensjahres etwa das $2^1/_4$fache des Geburtsmaßes aus. Die Stuten geraten hierbei sehr ins Hintertreffen und wir erkennen hieraus wieder, daß die Breitenentwicklung der Brust bei den Hengsten hervorragend und für diese charakteristisch ist.

Auch für den Brustumfang gilt das oben Gesagte, wenn auch die Unterschiede nicht so hervorstechend sind. Leider lassen sich die vom Verfasser ermittelten Werte für die Brustbreite mit den Ergebnissen von *Hering* nicht vergleichen, da dieser die Rippenbrustbreite wählte. Hinsichtlich des Brustumfanges liegen die vom Verf. ermittelten prozentischen Zahlen nur wenig unter denen des oben Genannten, so daß es sich erübrigt, eine Gegenüberstellung der Ergebnisse hier anzuführen.

7. Der Röhrbeinumfang.

Welche Bedeutung dieses Maß für die Beurteilung der Leistungsfähigkeit und des Gesamtknochenbaues eines schweren Pferdes hat, zeigen die zahlreichen Abhandlungen, die besonders im letzten Jahrzehnt über den Wert der Stärke des Röhrbeins für den Aufbau des Gesamtkörpers erschienen sind. Als Ergebnis dieser Erörterungen ist festzustellen, daß die Mehrzahl der Züchter kaltblütiger, schwerer Schläge für ein Messen des Metacarpus eintritt. Es läßt sich nicht von der Hand weisen, daß die Beschaffenheit der Röhre uns Aufschluß über den sonstigen Knochenbau geben kann. Außerdem ist uns deren Stärke der beste Beweis für die Frühreife eines schweren Pferdes, wenn auch der Einfluß der Zuchtwahl hierbei nicht abgeleugnet werden kann. Allerdings tritt unter ungünstigen Aufzuchtverhältnissen sehr bald ein Rückschlag ein, wie er vielleicht nicht immer erwartet wird.

Es kann im Rahmen dieser Abhandlung nicht weiter auf die Beschaffenheit des Vordermittelfußes eingegangen werden; überdies sind die Untersuchungen hierüber so zahlreich, daß es jedermann möglich ist, sich über den Aufbau des Röhrbeins eingehend Gewißheit zu verschaffen. Weit verbreitet ist die Ansicht, daß der Metacarpus des edlen Pferdes an Härte und Leistungsfähigkeit dem des schweren Schrittpferdes überlegen sein soll. Jedoch haben im Gegenteil umfangreiche Versuche, die vor allem auf Veranlassung von *S. v. Nathusius* ausgeführt wurden, den Beweis erbracht, daß die Widerstandsfähigkeit bei Belastungsproben und der Knochenaufbau keine besonderen Verschiedenheiten aufweisen.

Alles in allem muß gesagt werden, daß bei dem massigen Rumpf eines Belgiers eine Einschnürung unter der Vorderfußwurzel das harmonische Gebäude nur störend beeinflussen und außerdem die Tragkraft schmälern würde.

Diese Einschnürung wird oft durch einen starken Behang verdeckt; darum ist besonders darauf zu achten, daß durch eine möglichst straffe Anspannung des Meßbandes alle die Messungsergebnisse störenden Faktoren mehr oder weniger beseitigt werden.

Wie sich die Vorderröhre bei unseren Kaltblutpferden entwickelte, zeigt die Zusammenstellung der absoluten Maßzahlen.

Der Röhrbeinumfang betrug im Alter von:

	Geb.	1. Monat	3. Monat	6. Monat	9. Monat	12. Monat	15. Monat	18. Monat	21. Monat	24. Monat	30. Monat	36. Monat	Eltern
Hengste .	14,90	15,67	17,23	18,92	20,03	21,03	22,68	24,10	25,11	24,10	25,11	25,78	27,83
Stuten .	14,71	15,60	17,33	18,62	19,60	20,27	21,20	21,93	22,76	21,93	22,76	23,54	23,64

Diese Werte in Prozente der Widerristhöhe umgerechnet, ergaben folgende Zahlen:

Hengste .	15,34	14,76	14,45	14,49	14,48	14,66	15,15	15,53	15,69	15,53	15,69	15,82	16,99
Stuten .	15,33	14,56	14,41	14,23	14,09	14,32	14,36	14,49	14,64	14,49	14,64	14,71	14,79

Die Unterschiede in der Röhrbeinstärke beider Geschlechter sind bekannt, und vor allem bei den hiesigen Elterntieren festzustellen. Es darf nicht unerwähnt bleiben, daß es sich bei den Mutterstuten zum Teil um Vertreter der alten heimischen Landschläge handelt, deren geringe Röhrbeinstärke natürlich den Durchschnitt ungünstig beeinflußte.

Erwähnt soll noch werden, daß im Gegensatz dazu Mutterstuten mit 25 cm, ja sogar mit 26 cm heute keine Seltenheit mehr sind, und daß wir auch bei den weiblichen Tieren in Zukunft mit fortschreitender Entwicklung mit bedeutend höheren Durchschnittsröhrbeinmaßen rechnen können. Unter Berücksichtigung dieser Tatsachen ist die beträchtliche Differenz von mehr als 4,2 cm bei den Eltern nicht als besonders schwerwiegend anzusprechen; die Entwicklung dieses Maßes bei den 3jährigen Tieren läßt darauf schließen, daß das Übergewicht der Hengste nicht mehr so stark in Erscheinung treten wird, sobald wir ausschließlich auf heimischer Scholle aufgewachsene Kaltblutpferde einer vergleichenden Betrachtung unterziehen und beide Geschlechter annähernd gleichen Aufzuchtbedingungen unterliegen.

Daß die Ernährung für die Ausbildung von ausschlaggebender Bedeutung ist, erhellt aus der Tatsache, daß schwere Pferde unter ungünstigen Verhältnissen zuerst an Röhrbeinstärke einbüßen. Besonders deutlich konnte das von *Hering* nachgewiesen werden, der bei 3 Fohlen, die besonders schlecht ernährt worden waren, eine Differenz von nicht weniger als 3,4 cm gegenüber normal ernährten Jährlingen feststellte.

Über den eigentlichen Wachstumsverlauf wurden folgende Resultate erzielt.

Der Zuwachs in Prozenten der Gesamtzunahme betrug

	1. Halbjahr	1. Jahr	2. Jahr	3. Jahr
Hengste	36,80	56,34	28,21	15,45
Stuten	44,30	62,90	18,80	18,30
Durchschnitt:	40,55	59,62	23,50	16,88

Man könnte annehmen, daß der Wert von rund 60% im 1. Jahre gering ist, und daß es sich bei den hiesigen Fohlen um weniger frühreife Tiere handelt. Meines Erachtens darf nicht außer Acht gelassen werden, daß im 2. und besonders im 3. Jahre die Zunahme der Röhrbeinstärke nicht allein durch reines Wachstum des Metacarpus verursacht wird, sondern der Behang und zum Teil die Stärke der Sehnen und der Haut eine bedeutende Rolle spielen, ein Mangel der Meßtechnik, der leider selbst durch stärkstes Anziehen des Bandes nicht vollständig behoben werden kann.

So kann es nicht ausbleiben, daß die Maße im 3. Jahre größer ausfallen als anzunehmen war, infolgedessen der geringe Prozentsatz des 1. Jahres in gewisser Hinsicht damit erklärt werden kann. Wie das Wachstum im 1. Jahre verläuft, zeigen die Zunahmen in den einzelnen Monaten.

Zunahme der Röhrbeinstärke.

	1. Monat	2. Monat	3. Monat	4. Monat	5. Monat	6. Monat	1. Halbjahr
Hengste	0,77	0,88	0,68	0,53	0,65	0,51	*4,02*
Stuten	0,89	1,00	0,73	0,56	0,38	0,35	*3,91*
In Prozenten der Gesamtzunahme Hengste	7,07	8,09	6,17	4,87	6,08	4,68	*36,80*
In Prozenten der Gesamtzunahme Stuten	10,00	11,30	8,30	6,31	4,32	3,92	*44,30*

	7. Monat	8. Monat	9. Monat	10. Monat	11. Monat	12. Monat	1. Jahr
Hengste	0,38	0,33	0,40	0,36	0,21	0,43	*6,13*
Stuten	0,29	0,40	0,29	0,28	0,27	0,12	*5,56*
In Prozenten der Gesamtzunahme Hengste	3,59	3,03	3,67	3,30	1,93	3,95	*56,34*
In Prozenten der Gesamtzunahme Stuten	3,20	4,52	3,20	3,09	3,01	1,44	*62,90*

Die Entwicklung der Röhrbeinstärke erfolgt am schnellsten in den ersten 6 Monaten, so daß mit Ablauf des 1. Halbjahres bereits 40% der Gesamtzunahme erfolgen. Alsdann verläuft das Wachstum ziemlich gleichmäßig bis zum 1. Lebensjahre

Daß für eine ausreichende Knochenstärke eine gesunde Ernährungsweise Vorbedingung ist, zeigen wieder die Resultate, die *Hering* mit seinen Kümmerern erzielte. Er stellte nämlich fest, daß nach Ablauf des 1. Jahres überhaupt kein Zuwachs der Vorderröhre mehr erfolgte. Zum Schluß mag noch der Zuwachs in Prozenten des Geburtsmaßes ausgedrückt werden, und zwar betrug dieser im

	1. Halbjahr	1. Jahr	2. Jahr	3. Jahr	Geburt bis 3. Jahr
Hengste	26,9	41,1	20,6	11,2	72,9
Stuten	26,6	37,8	11,3	10,9	60,0

Unter Berücksichtigung des bei beiden Geschlechtern fast gleichen Anfangsmaßes zeigen die Hengstfohlen bereits mit Ablauf des 1. Lebensjahres hinsichtlich der Röhrbeinstärke eine schnellere Entwicklung als die weiblichen Fohlen, die im 2. und 3. Jahre anhält und schließlich im ausgewachsenen Zustande die deutliche Überlegenheit der männlichen Tiere kennzeichnet.

Im Durchschnitt erreicht das Röhrenmaß nicht eine Verdoppelung des Geburtsmaßes; dies dürfte nur bei ganz hervorragenden Zuchttieren vorkommen. Bei den hiesigen Versuchstieren erreicht der Gesamtzuwachs bei den Hengsten nicht einmal $^3/_4$ des Anfangsmaßes und stellt sich bei den weiblichen Fohlen gar nur auf $^3/_5$.

Schließlich erscheint ein Vergleich mit den Ergebnissen von *Hering* angebracht, um etwaige Unterschiede klarlegen zu können.

Der Zuwachs in Prozenten der Gesamtzunahme betrug im Durchschnitt beider Geschlechter:

	1. Jahr	2. Jahr	3. Jahr
Hering	67,2	22,9	9,8
Verfasser	59,6	23,5	16,9

Der Zuwachs in Prozenten des Geburtsmaßes:

	Geburtsmaß	1. Jahr	2. Jahr	3. Jahr	Geburt bis 3. Jahr	Endmaß
Hering	14,05	47,2	16,0	7,1	70,3	23,95
Verfasser	14,80	39,5	15,9	11,0	66,4	24,70

Es wurde bereits an anderen Stellen darauf hingewiesen, daß die hiesigen Fohlen den Südhannoveranern hinsichtlich Frühreife unterlegen sind. Auch obige erste Übersicht zeigt dies wieder, und zwar ist der Unterschied ganz beträchtlich. Es ist schwierig, einen treffenden Grund für diese erheblichen Abweichungen anzugeben. Festgestellt kann stets werden, daß bei den hiesigen Fohlen der Zuwachs im 3. Jahre größer ist, und die absoluten Endmaße zeigen, daß die von *Hering* gemessenen Fohlen denen des Verf. überall unterlegen sind. Auch die zweite Tabelle gibt das oben Gesagte wieder, doch darf der gesamte Zuwachs von 66,4% nicht als maßgebend betrachtet werden, da er bei den hiesigen Kaltblütern nur deshalb geringer ist, weil deren Anfangsmaße größer sind.

8. Die Rumpflänge.

Die Bedeutung des Messens der Rumpflänge eines Pferdes liegt vor allem darin, uns mit Hilfe der Widerristhöhe einen festen Anhalt über das Verhältnis der Höhe und Länge zu geben. Auch werden wir dadurch in die Lage versetzt, Betrachtungen über das Format der Tiere verschiedener Rassen anzustellen, wie dies *Duerst* in seiner „Beurteilung des Pferdes" ausführte. Außerdem dürfte wohl kein Körpermaß schwerer zu schätzen sein als das der Rumpflänge. Zum Beispiel wird ein Pferd mit wenig Brustumfang stets länger erscheinen als ein solches mit viel Brustmaß; hier besitzen wir in dem Rumpfindex ein gutes Mittel zur Klarlegung dieser Verhältnisse.

Wie aus dem Hochrechteckformat des neugeborenen Pferdes allmählich das Langrechteckformat des ausgewachsenen Kaltblüters entsteht, darüber geben folgende Tabellen Aufschluß. Es wurden für die Rumpflänge bei den hiesigen Versuchstieren folgende absolute Durchschnittswerte ermittelt:

	Geburt	1. Monat	3. Monat	6. Monat	9. Monat	12. Monat
Hengste . . .	75,75	88,44	110,25	128,18	138,31	146,93
Stuten	78,10	89,60	110,85	127,45	139,22	144,74

	18. Monat	21. Monat	24. Monat	30. Monat	36. Monat	Eltern
Hengste . . .	153,94	162,14	162,14	168,52	171,80	175,11
Stuten	151,91	157,25	157,25	163,20	167,58	171,78

In Prozente der Widerristhöhe umgerechnet:

	Geburt	1. Monat	3. Monat	6. Monat	9. Monat	12. Monat
Hengste . . .	78,02	83,34	92,52	98,22	100,15	102,60
Stuten	81,44	83,63	91,64	97,37	100,30	102,28

	18. Monat	21. Monat	24. Monat	30. Monat	36. Monat	Eltern
Hengste . . .	102,87	104,48	104,48	105,32	105,46	106,95
Stuten	102,93	103,88	103,88	104,97	104,71	107,47

Unter dem Einfluß der geringen Länge des Rumpfes im Verhältnis zur Körpergröße stellen die Fohlen bei der Geburt, wie bereits oben bemerkt, ein Hochrechteckformat dar; infolgedessen tritt auch die für die ersten Lebensmonate charakteristische Hochbeinigkeit besonders auffallend zutage. Dadurch, daß die Rumpflängenausdehnung bedeutend größer ist als das Wachstum der Widerristhöhe, kommt allmählich das Quadratformat zustande, wie es die Versuchstiere im Alter von etwa $^3/_4$ Jahr darstellen.

Wie aus den relativen Maßzahlen ersichtlich ist, ist auch im 2. und 3. Jahre die Entwicklung der Rumpflänge noch stärker als diejenige des Größenmaßes, so daß beim erwachsenen Kaltblutpferd schließlich das Langrechteckformat entsteht. Die Unterschiede der beiden Geschlechter sind gering, wie an Hand der relativen Maßzahlen festgestellt werden kann.

Im Gegensatz zu *Hering* zeigen die Hengstfohlen im Alter von 3 Jahren ein kleines Übergewicht hinsichtlich des Längenwachstums, während bei den hiesigen Elterntieren und auch bei denen anderer Autoren das Gegenteil festzustellen ist. Später soll noch hierauf eingegangen werden.

Wie das Wachstum im einzelnen erfolgt, zeigt uns die nächste Zusammenstellung der Zunahmen in Prozenten des Gesamtzuwachses:

Es entfallen auf das

		1. Halbjahr	1. Jahr	2. Jahr	3. Jahr	
In Prozent . .	Hengste	54,5	74,10	15,84	10,06	
	Stuten	55,2	74,30	13,95	11,75	
Durchschnitt		54,85	74,20	14,90	10,90	insgesamt
In Zentimeter.	Hengste	52,41	71,18	15,21	9,66	96,65
	Stuten	49,35	66,64	12,51	10,33	89,48

Das stärkste Wachstum erfolgt im 1. Halbjahre mit fast 55% der Gesamtzunahme; im Jährlingsalter sind bereits $^3/_4$ des Zuwachses erreicht und der Rest verteilt sich abnehmend auf das 2. und 3. Jahr. Hinsichtlich der absoluten Zunahmen zeigen die Hengste ein freudigeres Wachstum, wie im einzelnen in nachstehender Übersicht der monatlichen Zunahmen des 1. Lebensjahres festgestellt wird: in dem steilen Ansteigen der Wachstumskurven wird auch hier wieder die Tatsache der schnellen Entwicklung des Kaltblutfohlens klar zum Ausdruck gebracht.

Der Zuwachs betrug:

		1. Monat	2. Monat	3. Monat	4. Monat	5. Monat	6. Monat	1. Halbjahr
Hengste		12,69	12,13	9,68	7,43	4,74	5,74	*52,41*
Stuten		11,50	11,00	10,25	6,19	5,39	5,02	*49,35*
In Prozenten der Gesamtzunahme	Hengste . .	13,20	12,62	10,08	7,72	4,93	5,96	*54,50*
	Stuten . .	12,90	12,31	11,62	6,89	6,08	5,61	*55,20*

		7. Monat	8. Monat	9. Monat	10. Monat	11. Monat	12. Monat	1. Jahr
Hengste		4,21	3,25	2,69	4,33	1,76	2,53	*71,18*
Stuten		4,24	4,26	3,27	2,18	1,76	1,58	*66,64*
In Prozenten der Gesamtzunahme	Hengste . .	4,38	3,38	2,80	4,58	1,82	2,63	*74,10*
	Stuten . .	4,69	4,70	3,58	2,42	2,02	1,60	*74,30*

Vor allen Dingen in den ersten 3 Monaten ist die Zunahme ganz beträchtlich; werden doch in diesem kurzen Zeitraume schon $^1/_3$ des Gesamtzuwachses erreicht. Im großen und ganzen ist der Entwicklungsverlauf bis zum 1. Jahre bei beiden Geschlechtern fast gleich, wie die prozentischen Werte ausdrücken.

Schließlich sei noch der Zuwachs in Prozenten des absoluten Geburtsmaßes einer kurzen Betrachtung unterzogen. Er betrug:

	1. Halbjahr	1. Jahr	2. Jahr	3. Jahr	Geburt bis 3. Jahr
Hengste	69,1	94,0	20,1	12,6	126,7
Stuten	63,1	85,3	16,1	13,2	114,5

Wir ersehen aus dieser Übersicht, daß sich die Rumpflänge mit etwa $1^1/_4$ Jahr bereits verdoppelt haben dürfte und daß sie beim ausgewachsenen Kaltblüter das $2^1/_4$fache des Anfangsmaßes ausmacht. Endlich sei noch ein Vergleich mit den von *Hering* gefundenen Werten ausgeführt: Es betrugen die Zunahmen in Prozenten der Gesamtzunahme (Durchschnitt beider Geschlechter):

	1. Halbjahr	1. Jahr	2. Jahr	3. Jahr
Hering	56,85	74,25	17,85	7,9
Verfasser	54,85	74,20	14,90	10,9

Der Zuwachs in Prozenten des Geburtsmaßes:

	Geburtsmaß	1. Halbjahr	1. Jahr	2. Jahr	3. Jahr	Endmaß	Geburt bis 3. Jahr
Hering	70,35	60,15	99,80	24,00	10,6	165,0	134,4
Verfasser	76,90	66,10	89,65	18,05	12,9	169,7	120,6

Das Wachstum, dargestellt an der ersten Tabelle, zeigt mit Ablauf des 1. Jahres keine Unterschiede. Im 2. Jahre haben die Fohlen nach *Hering* eine freudigere Entwicklung aufzuweisen, während die hiesigen Versuchstiere im 3. Jahre den größeren prozentischen Zuwachs verzeichnen.

Betrachten wir die zweite Zusammenstellung genauer, so finden wir zunächst, daß die Geburtsmaße bei *Hering* mehr als 6 cm unter denen des Verf. liegen und die Endmaße eine Differenz von fast 5 cm verzeichnen, so daß die Gesamtzunahmen bei *Hering* 94,65 cm, beim Verf. 92,8 cm betragen, die Unterschiede in letzter Hinsicht also nur gering sind, so daß die obige prozentische Übersicht einen Vergleich nicht zuläßt.

D. Gesamtüberblick.

Das Wachstum der einzelnen Körperteile und der Entwicklungsverlauf des Kaltblutfohlens von der Geburt bis zum Ablauf des 3. Lebensjahres sind in dem vorstehenden Abschnitt einer eingehenden Besprechung unterzogen worden. Um einen Gesamtüberblick über die Ergebnisse und den normalen Wachstumsverlauf bei unseren Versuchstieren zu gewinnen, ist es praktisch und wissenschaftlich von Nutzen, den Wechsel der äußeren Formen an heranwachsenden Tieren schließlich in großen Zügen darzulegen.

Um dieses Vorhaben zu erleichtern, erschien es angebracht, die durchschnittlichen absoluten Maßzahlen und den jeweiligen prozentischen Anteil, der auf die entsprechende Entwicklungszeit entfällt, zusammenzufassen und einer vergleichenden Betrachtung zu unterziehen. Außerdem wurden die abgenommenen Körpermaße zu Höhen-, Breiten- und Längenmaßen zusammengestellt und die prozentischen Zuwachswerte im Mittel festgestellt. Alles weitere ist aus der nachstehenden Übersicht zu ersehen.

		Geburt cm	1. Jahr cm	1. Jahr %	1. Jahr Mittel %	2. Jahr cm	2. Jahr %	2. Jahr Mittel %	3. Jahr cm	3. Jahr %	3. Jahr Mittel %
Widerristhöhe	Hengste	97,08	143,20	70,06	70,05	155,18	18,21	16,75	162,90	11,73	13,20
	Stuten	95,90	141,51	71,10		151,39	15,30		160,04	13,50	
Rückenhöhe .	Hengste	95,83	139,20	68,01		151,44	19,19		159,60	12,80	
	Stuten	94,80	137,63	70,70		147,54	16,30		155,37	13,00	
Kruppenhöhe	Hengste	98,75	146,00	69,23		157,81	17,30		167,00	13,47	
	Stuten	97,70	144,96	71,20		154,36	14,20		164,04	14,60	
Beinlänge . .	Hengste	64,83	77,14	69,47	74,63	79,44	12,98	10,44	82,55	17,55	15,28
	Stuten	63,05	77,08	79,80		78,50	7,90		80,75	13,00	
Brusttiefe . .	Hengste	32,25	66,06	70,29	69,14	75,74	20,13	19,22	80,35	9,58	11,64
	Stuten	32,85	64,43	68,00		72,89	18,30		79,29	13,70	
Brustumfang.	Hengste	88,16	168,86	66,67	66,44	192,11	19,21	19,30	209,20	14,12	14,26
	Stuten	90,70	166,84	66,20		189,23	19,40		205,62	14,40	
Kruppenbreite	Hengste	25,33	52,03	66,60	62,21	59,16	17,79	19,48	65,40	15,61	18,31
	Stuten	27,00	50,37	65,30		56,97	18,00		62,83	16,60	
Brustbreite .	Hengste	25,58	44,46	55,74		52,03	22,35		59,45	21,92	
	Stuten	25,40	42,97	61,20		48,53	19,80		54,10	19,90	
Rumpflänge .	Hengste	75,75	146,93	74,10	74,20	162,14	15,84	14,90	171,80	10,06	10,90
	Stuten	78,10	144,74	74,30		157,25	13,90		167,58	11,70	
Röhrbein . .	Hengste	14,90	21,03	56,34	59,62	24,10	28,21	23,51	25,78	15,45	16,87
	Stuten	14,71	20,27	62,90		21,93	18,80		23,54	18,30	

Das intensive Wachstum und die dadurch bedingten großen Zunahmen während des ersten Lebensjahres unseres Kaltblutfohlens bewirken, daß der Jährling bereits über 70% des Zuwachses bei sämtlichen 3 Höhenmaßen erreicht hat. Besonders schroff ist der Abfall zwischen dem 1. und 2. Jahre, während im 3. Jahre die Zunahmen denen des vorangegangenen nur wenig nachstehen, wie die Mittelwerte von 16,75% bzw. 13,20% andeuten.

Sehen wir uns nunmehr zunächst die Breitenmaße an, so finden wir, wie der mittlere Zuwachs von rund 62% im 1. Jahre widergibt, daß das Wachstum dieser Körperpartien nicht so schnell vonstatten geht wie das der Höhenmaße. Vielmehr geht die Entwicklung des Rumpfes im 2. Jahre noch verhältnismäßig stark weiter und ist auch im letzten Jahre erheblich, so daß daraus auf eine weitere Zunahme dieser Maße nach Ablauf des 3. Jahres geschlossen werden kann.

Die Längenausdehnung des Rumpfes geht am schnellsten vor sich und übertrifft sogar noch das Höhenwachstum um einige Prozent; man kann sagen, daß rund $^3/_4$ des Gesamtzuwachses der Körperlänge allein auf das 1. Lebensjahr entfallen und infolgedessen das 2. und 3. ganz zurücktreten.

Hinsichtlich der Knochenstärke konnte bei den hiesigen Versuchstieren ermittelt werden, daß der Röhrbeinumfang im 1. Jahre 60% Zuwachs verzeichnete und damit an letzter Stelle steht, was die Wachstumsintensität betrifft. Auch im 2. Jahre erfährt dieses Maß eine erhebliche Zunahme und der hohe Prozentsatz von 17 des Gesamtzuwachses deutet darauf hin, daß das Röhrbein sich noch weiter entwickeln dürfte.

Recht anschaulich sind die Unterschiede in der Entwicklung der Höhen-, Breiten- und Längenmaße in den einzelnen Jahren an Hand der Wachstumskurven zu verfolgen; im 1. Lebensjahre steigt die Kurve steil an, dann erfolgt eine sichtbare Abknickung und die schnelle Entwicklung der ersten 12 Monate geht im 2. und 3. Jahre in einen gleichmäßigen Wachstumsverlauf über, wie das langsame Ansteigen der Kurven zu verstehen gibt.

Verfolgen wir nunmehr noch die Entwicklung in den einzelnen Jahren. Das 1. Jahr zeichnet sich aus durch ein üppiges Längen- und Größenwachstum; erst an zweiter Stelle steht die Ausdehnung der Breitenmaße und zum Schluß die Zunahme des Röhrbeinumfanges.

Im 2. Jahre erfährt das Knochenwachstum die stärkste Entwicklung und in vorherrschendem Grade findet eine beträchtliche Ausweitung des Rumpfes statt. Erst dann folgen die Höhen- und Rumpflängenmaße.

Im 3. Jahre übertrifft die Breitenentwicklung des Körpers und das Röhrbeinwachstum die Größenzunahme um einige Prozent und an letzter Stelle steht die Rumpflänge.

E. Anhang.

1. Die Feststellung der Körpermaße.

Zu den Messungen wurde der Lydtinsche Viehmeßstock von Hauptner, Berlin, und ein Kapselmeßband mit $^1/_{10}$ cm-Einteilung verwendet.

Um eine genaue Maßabnahme der Körperteile zu gewährleisten, wurden die Pferde und Fohlen nach Möglichkeit auf eine platte, ebene Fläche der Stallungen gestellt. Fanden die Messungen auf der Weide statt, so wurde auch hier in jedem Falle eine grasfreie, ebene Stelle als Standort ausgesucht.

Folgende 11 Körpereinzelmaße wurden abgenommen und gelangten zur Verarbeitung:

a) Widerristhöhe: Senkrechter Abstand von der Standebene bis zum höchsten Punkte des Widerristes (Meßstock).

b) Kruppenhöhe: Senkrechter Abstand zwischen Standebene und höchstem Punkte des Kreuzbeins (Meßstock).

c) Rückenhöhe: Senkrechter Abstand zwischen Standebene und letztem Rückenwirbel (Meßstock).

d) Beinlänge: Ermittelt durch Subtraktion des Wertes der Brusttiefe von dem der Widerristhöhe.

e) Brusttiefe: Senkrechter Abstand zwischen Brustbein und höchstem Punkte des Widerristes (Meßstock).

f) Kruppenbreite: Waagerechte Entfernung der beiden Mittelpunkte zwischen Hüfthöcker und oberem Umdreher (Meßstock).

g) Kruppenlänge: Abstand des vordersten Randes der Darmbeinschaufel vom Mittelpunkte des Sitzbeinhöckers (Meßstock).

h) Brustumfang: Gemessen in der Sattelgurtlage (Meßband).

i) Brustbreite: Waagerechte Entfernung der beiderseitigen Buggelenke (Meßstock).

k) Röhrbeinumfang: Umfang der Vorderröhre, an der dünnsten Stelle gemessen (Meßband).

l) Rumpflänge: Entfernung des vordersten Punktes des Habichtsknorpels vom Mittelpunkte des Sitzbeinhöckers (Meßstock).

Über die Gewichtserhöhungen siehe die betreffenden Abschnitte des Kapitels B.

Literaturverzeichnis.

[1] *Böing, J.*, Entwicklung und Stand der westfälischen Pferdezucht. Halle 1911. — [2] *Butz, Henseler, Schöttler*, Praktische Anleitung zum Messen von Pferden. Deutsche Gesellschaft für Züchtungskunde, Heft 2 der Anleitungen. Berlin 1921. — [3] *Duerst, W.*, Die Beurteilung des Pferdes. Stuttgart: Enke 1922. — [4] *Hansen, J.*, Lehrbuch der Rinderzucht. Berlin 1922. — [5] *Henseler, H.*, Über das spezifische Gewicht und die chemische Zusammensetzung der Knochensubstanz von Lauf- und Schrittpferden in ihrer Beziehung von Knochenfestigkeit. Diss. Halle 1910. — [6] *Hering, A.*, Ein Beitrag zur Kenntnis der Jugendentwicklung des rheinisch-deutschen Kaltblutpferdes. Arb. dtsch. Ges. Züchtgskde **1925**, H. 27. — [7] *Hübenthal, H.*, Messungsstudien an rheinisch-belgischen Pferden. Der Tierzüchter **1** (1920). — [8] Ill. landwirtsch. Ztg **46**, Nr 47 u. **47**, Nr 21. — [9] *Iwersen, E.*, Die Körperentwicklung des holsteinischen Marschpferdes von der Geburt bis zum Abschluß des Wachstums. Diss. Göttingen 1924. — [10] *Johannsen, W.*, Elemente der exakten Erblichkeitslehre. a.-Aufl. Jena: Fischer 1913. — [11] *Kellner, O.*, Ernährung der landwirtschaftlichen Nutztiere. Berlin 1923. — [12] *Korte*, Die Zucht eines schweren Arbeitspferdes im Kreise Recklinghausen. Diss. Göttingen 1922. — [13] *Miekley, E.*, Wägungen und Messungen von Füllen der Trakehner Fuchsherde in Guddire. Arch. Tierheilk. **20** (1894). — [14] *v. Nathusius, S.*, Messungen an Hengsten, Stuten und Gebrauchspferden. Berlin 1905. — [15] *Rubner*, Das Wesen des Wachstums.

27. Flugschrift d. Dtsch. Ges. f. Züchtgskde. Berlin 1913. — [16] *Schilke, Fr.*, Biometrische Untersuchungen über das Wachstum der Trakehner Pferde. Königsberg 1923. — [17] *Schöttler, F.*, Wachstumsmessungen an Pferden. Ein Beitrag zur Entwicklung des hannoverschen Halbblutpferdes. Jb. Tierzucht **5** (1910). — [18] *Schröder-Brandehof*, Gewichts- und Maßzunahme von Weidefohlen. Dtsch. Pferdezucht **2** (1905). — [19] *Schwarznecker*, Züchtung und Haltung des Pferdes. **1884**. — [20] *Vogel, H.*, Die Körperentwicklung des Kalt- und Warmblutpferdes. Diss. München 1926. — [21] *Völtz, W.*, Über die Veränderung des Exterieurs während des Wachstums beim ostpreußischen Halbblutpferde. Landw. Jb. **44** (1923). — [22] *Zorn, W.*, Die Jugendentwicklung unserer Pferde. Gatermanns Kalender für Tierzüchter. **1923**.

Tabelle 1a. *Die durchschnittlichen absoluten Ergebnisse*

Maße:		Geburt	1. Mon.	2. Mon.	3. Mon.	4. Mon.	5. Mon.	6. Mon.	7. Mon.	8. Mon.
Widerrist-höhe	M.	97,08	106,11	113,57	119,16	123,69	127,35	130,50	133,37	135,87
	m.	±1,016	±1,169	±1,056	±0,763	±0,809	±0,843	±0,836	±0,663	±0,786
Rücken-höhe	M.	95,83	103,55	110,64	116,00	120,38	124,14	126,56	129,78	132,50
	m.	±1,006	±0,940	±1,063	±0,728	±0,789	±0,677	±0,767	±0,698	±0,822
Kruppen-höhe	M.	98,75	108,44	116,28	123,16	127,38	130,78	134,25	136,87	139,12
	m.	±1,389	±1,112	±1,114	±0,618	±0,812	±0,791	±0,847	±0,716	±0,726
Beinlänge	M.	64,83	66,56	68,82	70,16	71,69	71,78	72,63	73,62	74,75
	m.	±0,886	±1,069	±1,065	±1,006	±0,999	±0,873	±0,897	±0,905	±0,951
Brusttiefe	M.	32,25	39,55	44,75	49,00	52,00	55,57	57,87	59,75	61,12
	m.	±1,036	±0,936	±0,985	±0,900	±0,725	±0,483	±0,728	±0,677	±0,662
Kruppen-breite	M.	25,33	30,91	35,60	38,58	40,57	42,03	44,43	46,03	47,53
	m.	±0,426	±0,438	±0,371	±0,403	±0,297	±0,664	±0,604	±0,578	±0,554
Kruppen-länge	M.	29,70	34,86	38,60	40,95	42,30	43,96	46,50	48,15	49,37
	m.	±0,539	±0,449	±0,426	±0,430	±0,435	±0,578	±0,568	±0,567	±0,534
Rumpf-länge	M.	75,75	88,44	100,57	110,25	117,68	122,42	128,18	132,37	135,62
	m.	±1,575	±1,200	±1,463	±1,547	±1,037	±0,873	±0,955	±1,011	±0,902
Brust-breite	M.	25,58	29,11	32,67	35,08	36,15	36,92	38,18	39,96	41,15
	m.	±0,541	±0,312	±0,359	±0,366	±0,678	±0,493	±0,547	±0,575	±0,461
Brust-umfang	M.	88,16	106,61	117,07	125,75	132,07	136,64	143,27	148,56	153,06
	m.	±1,271	±1,343	±1,380	±0,961	±1,121	±1,362	±1,502	±0,905	±1,637
Röhrbein	M.	14,90	15,67	16,55	17,23	17,76	18,41	18,92	19,30	19,63
	m.	±0,080	±0,142	±0,259	±0,164	±0,135	±0,164	±0,165	±0,175	±0,172

Tabelle 1b. *Die durchschnittlichen absoluten Ergebnisse*

Maße:		Geburt	1. Mon.	2. Mon.	3. Mon.	4. Mon.	5. Mon.	6. Mon.	7. Mon.	8. Mon.
Widerrist-höhe	M.	95,90	107,13	114,95	120,35	124,75	128,08	130,87	133,60	136,52
	m.	±0,924	±1,084	±1,185	±1,255	±1,019	±0,855	±0,748	±0,631	±0,544
Rücken-höhe	M.	94,80	104,52	112,00	117,76	121,54	124,73	127,83	130,34	133,00
	m.	±0,848	±1,081	±1,118	±1,141	±1,025	±0,896	±0,785	±0,719	±0,622
Kruppen-höhe	M.	97,90	110,66	118,30	125,09	129,00	131,69	134,54	137,17	139,73
	m.	±0,870	±1,231	±1,180	±1,079	±1,017	±0,929	±0,778	±0,621	±0,514
Beinlänge	M.	63,05	66,57	69,13	70,84	72,49	73,70	74,62	75,50	76,26
	m.	±1,221	±0,566	±0,791	±0,933	±0,711	±0,559	±0,621	±0,630	±0,563
Brusttiefe	M.	32,85	40,56	45,82	50,11	52,26	54,38	56,25	58,10	60,26
	m.	±0,670	±0,868	±0,888	±0,721	±0,638	±0,658	±0,611	±0,541	±0,531
Kruppen-breite	M.	27,00	31,56	36,19	39 09	40,54	42,20	43,72	45,43	47,21
	m.	±0,715	±0,664	±0,639	±0,489	±0,553	±0,459	±0,464	±0,424	±0,480
Kruppen-länge	M.	30,95	36,08	39,26	41,52	42,93	44,35	45,14	47,30	49,06
	m.	±0,758	±0,492	±0,636	±0,439	±0,429	±0,414	±0,446	±0,391	±0,362
Rumpf-länge	M.	78,10	89,60	100,60	110,85	117,04	122,43	127,45	131,69	135,95
	m.	±1,876	±1,271	±1,336	±1,455	±1,236	±1,249	±1,048	±1,049	±1,004
Brust-breite	M.	25,40	29,95	33,15	34,80	35,31	36,60	38,12	39,48	40,73
	m.	±0,833	±0,405	±0,591	±0,621	±0,736	±0,668	±0,510	±0,479	±0,570
Brust-umfang	M.	90,70	108,58	121,00	131,38	136,04	141,00	145,37	149,65	154,39
	m.	±1,513	±1,728	±1,652	±1,342	±1,088	±1,130	±1,184	±1,365	±1,378
Röhrbein	M.	14,71	15,60	16,60	17,33	17,89	18,27	18,62	18,91	19,31
	m.	±0,139	±0,143	±0,135	±0,126	±0,098	±0,113	±0,121	±0,118	±0,145

der regelmäßigen Messungen (Hengste) in cm.

9. Mon.	10. Mon.	11. Mon.	12. Mon.	15. Mon.	18. Mon.	21. Mon.	24. Mon.	30. Mon.	36. Mon.	Eltern
138,25	139,82	141,40	143,20	147,89	149,63	152,27	155,18	160,00	162,90	163,72
±0,753	±0,787	±0,729	±0,895	±0,565	±0,803	±0,968	±0,758	±0,631	±0,836	±0,458
135,00	136,05	137,73	139,20	143,15	145,89	148,05	151,44	156,36	159,60	158,72
±0,745	±0,842	±0,868	±0,678	±0,695	±0,834	±0,922	±0,768	±0,627	±0,884	±0,964
141,18	143,05	144,53	146,00	150,10	152,57	155,27	157,81	163,63	167,00	166,18
±0,679	±0,748	±0,837	±0,828	±0,621	±0,766	±0,907	±0,660	±0,625	±0,888	±0,789
75,75	76,23	76,10	77,14	79,00	77,66	77,69	79,44	80,93	82,55	82,56
±1,001	±1,078	±1,012	±1,039	±0,642	±0,547	±0,757	±0,552	±0,591	±0,759	±0,336
62,50	63,59	65,30	66,06	68,89	71,97	74,58	75,74	79,07	80,35	81,16
±0,722	±0,684	±0,522	±0,716	±0,650	±0,713	±0,639	±0,561	±0,506	±0,656	±0,405
48,78	49,94	51,00	52,03	53,94	55,28	58,50	59,16	62,36	65,40	65,78
±0,566	±0,529	±0,681	±0,856	±0,826	±0,554	±0,551	±0,463	±0,519	±0,959	±1,257
50,81	51,67	52,33	53,36	55,60	56,84	58,69	60,14	62,34	63,90	64,45
±0,539	±0,495	±0,611	±0,684	±0,735	±0,451	±0,412	±0,321	±0,403	±0,707	±1,080
138,31	142,64	144,40	146,93	149,10	153,94	157,50	162,14	168,52	171,80	175,11
±0,747	±0,803	±0,955	±1,006	±1,273	±1,297	±1,465	±1,242	±1,362	±1,918	±0,723
42,43	43,32	44,16	44,46	46,07	48,05	49,88	52,03	56,34	59,45	61,34
±0,557	±0,529	±0,744	±0,816	±0,825	±0,751	±0,880	±0,605	±0,721	±1,041	±1,404
157,12	160,52	164,80	168,86	178,26	184,84	190,83	195,10	204,42	209,20	222,86
±1,545	±1,730	±1,813	±1,691	±1,763	±1,416	±1,446	±1,307	±1,433	±2,473	±1,626
20,03	20,33	20,60	21,03	21,62	22,68	23,35	24,10	25,11	25,78	27,83
±0,152	±0,133	±0,106	±0,206	±0,208	±0,281	±0,264	±0,196	±0,219	±0,278	±0,250

der regelmäßigen Messungen (Stuten) in cm.

9. Mon.	10. Mon.	11. Mon.	12. Mon.	15. Mon.	18. Mon.	21. Mon.	24. Mon.	30. Mon.	36. Mon.	Eltern
139,04	140,68	141,50	141,51	144,22	147,58	150,34	151,39	155,48	160,04	159,83
±0,633	±0,582	±0,763	±0,681	±0,576	±0,581	±0,618	±0,683	±0,635	±0,529	±0,349
135,36	136,90	137,58	137,63	140,58	143,33	146,34	147,54	151,00	155,37	154,28
±0,625	±0,546	±0,685	±0,592	±0,484	±0,660	±0,693	±0,619	±0,586	±0,438	±0,338
142,09	143,68	144,58	144,96	147,87	151,29	154,13	154,36	158,75	164,04	160,98
±0,508	±0,548	±0,700	±0,639	±0,559	±0,552	±0,553	±0,703	±0,638	±0,527	±0,333
76,95	77,14	77,17	77,08	77,85	78,67	79,15	78,50	79,03	80,75	81,19
±0,611	±0,617	±0,660	±0,593	±0,537	±0,404	±0,470	±0,504	±0,454	±0,448	±0,271
62,09	63,54	64,33	64,43	66,37	68,91	71,19	72,89	76,45	79,29	78,64
±0,567	±0,549	±0,517	±0,612	±0,523	±0,559	±0,523	±0,368	±0,388	±0,407	±0,275
49,00	50,22	50,68	50,37	52,09	54,00	56,13	56,97	60,17	62,83	60,70
±0,560	±0,585	±0,744	±0,777	±0,491	±0,528	±0,545	±0,400	±0,471	±0,413	±0,298
50,77	51,86	52,53	51,82	53,74	55,81	57,67	58,27	60,83	62,93	60,36
±0,400	±0,433	±0,584	±0,783	±0,423	±0,501	±0,513	±0,362	±0,382	±0,361	±0,264
139,22	141,40	143,16	144,74	148,29	151,91	155,43	157,25	163,20	167,58	171,78
±0,897	±0,997	±0,955	±0,847	±0,751	±0,811	±0,843	±0,727	±0,889	±0,659	±0,415
42,24	43,18	43,70	42,97	43,64	45,58	47,54	48,53	51,60	54,10	49,54
±0,622	±0,601	±0,642	±0,632	±0,481	±0,614	±0,606	±0,454	±0,349	±0,492	±0,259
158,90	162,59	164,95	166,84	172,61	179,33	186,87	189,23	197,79	205,62	200,95
±1,628	±1,611	±1,813	±1,571	±1,097	±1,482	±1,738	±1,149	±1,018	±0,919	±0,606
19,60	19,88	20,15	20,27	20,84	21,20	21,73	21,93	22,76	23,54	23,64
±0,143	±0,153	±0,147	±0,122	±0,146	±0,205	±0,209	±0,140	±0,146	±0,164	±0,115

Tabelle 2. *Die durchschnittlichen Ergebnisse der Messungen*

		Geburt	1. Mon.	2. Mon.	3. Mon.	4. Mon.	5. Mon.	6. Mon.	7. Mon.	8. Mo
Widerristhöhe		100,00	100,00	100,00	100,00	100,00	100,00	100,00	100,00	100,0
Rückenhöhe	Hengste	98,71	97,58	97,42	97,34	97,30	97,47	96,97	97,30	97,5
	Stuten	98.85	97,65	97,41	97,32	97,43	97,38	97,66	97,56	98,1
Kruppenhöhe	Hengste	101,72	102,19	102,38	103,25	102,98	102,69	102,87	102,62	102,3
	Stuten	101,87	103,29	102,88	103,39	103,41	102,82	102,81	102,65	102,3
Beinlänge	Hengste	66,78	62,79	60,60	58,88	57,96	56,27	55,66	55,20	55,0
	Stuten	65,75	62,14	60,13	58,54	58,11	57,55	57,02	56,51	55,8
Brusttiefe	Hengste	33,22	37,21	39,40	41,12	42,02	43,63	44,34	44,80	44,9
	Stuten	34,25	37,86	39,87	41,46	41,89	42,45	42,98	43,49	44,1
Kruppenbreite	Hengste	26,08	29,13	31,34	32,37	32,79	33,00	34,04	34,51	34,9
	Stuten	28,15	29,35	31,48	32,36	32,49	32,35	33,40	34,00	34,5
Kruppenlänge	Hengste	30,50	32,85	33,98	34,36	34,19	34,51	35,62	36,10	36,3
	Stuten	32,27	33,68	34,15	34,35	34,41	34,48	34,49	35,40	35,9
Rumpflänge	Hengste	78,02	83,34	88,55	92,52	95,14	96,12	98,22	99,25	99,8
	Stuten	81,44	83,63	87,49	91,64	93,83	95,59	97,37	98,57	99,5
Brustbreite	Hengste	26,34	27,43	28,76	29,43	29,22	28,99	29,25	29,96	30,2
	Stuten	26,46	27,96	28,84	28,80	28,31	28,57	29,12	29,55	29,8
Brustumfang	Hengste	90,80	100,47	103,08	105,53	106,77	107,29	109,78	111,38	112,6
	Stuten	94,57	101,33	105,22	108,59	109,05	110,08	111,07	112,01	113,0
Röhrbein	Hengste	15,34	14,76	14,58	14,45	14,35	14,45	14,49	14,44	14,4
	Stuten	15,33	14,56	14,52	14,41	14,34	14,26	14,23	14,55	14,1

Tabelle 3. *Die durchschnittlichen*

in cm		Durchschnittl. Anfangsmaß	1. Mon.	2. Mon.	3. Mon.	4. Mon.	5. Mon.	6. Mon.	1. Halbjahr	7. Mon.	8. Mon.	9. Mo
Widerristhöhe	Hengste	97,08	9,03	7,46	5,59	4,53	3,66	3,15	33,42	2,87	2,50	2,3
	Stuten	95,90	11,23	7,22	6,00	3,80	3,33	2,79	34,97	2,73	2,92	2,5
Rückenhöhe	Hengste	95,83	7,72	7,09	5,36	4,38	3,76	2,42	30,73	3,22	2,72	2,5
	Stuten	94,80	9,72	7,48	5,76	3,78	3,19	3,10	32,97	2,51	2,66	2,3
Kruppenhöhe	Hengste	98,75	9,69	7,84	6,88	4,22	3,40	3,47	35,50	2,62	2,25	2,0
	Stuten	97,70	12,94	7,66	6,79	3,91	2,69	2,85	36,84	2,63	2,56	2,3
Beinlänge	Hengste	64,83	1,73	2,26	1,34	1,54	0,09	0,85	7,80	0,99	1,13	1,0
	Stuten	63,05	3,52	2,56	1,71	1,65	1,21	0,92	11,57	0,88	0,76	0,6
Brusttiefe	Hengste	32,25	7,30	5,20	4,25	3,00	3,57	2,30	25,62	1,88	1,37	1,3
	Stuten	32,85	7,71	5,26	4,29	2,15	2,12	1,87	23,40	1,85	2,16	1,8
Kruppenbreite	Hengste	25,33	5,58	4,69	2,98	1,99	1,46	2,40	19,10	1,60	1,50	1,2
	Stuten	27,00	4,56	4,63	2,90	1,45	1,66	1,52	16,72	1,71	1,78	1,7
Kruppenlänge	Hengste	29,70	5,16	3,74	2,35	1,35	1,66	2,54	18,80	1,65	1,22	1,4
	Stuten	30,95	5,13	3,18	2,46	1,41	1,42	0,79	14,19	2,16	1,76	1,7
Rumpflänge	Hengste	75,75	12,69	12,13	9,68	7,43	4,74	5,74	52,41	4,21	3,25	2,6
	Stuten	78,10	11,50	11,00	10,25	6,19	5,39	5,02	49,35	4,24	4,26	3,2
Brustbreite	Hengste	25,58	3,52	3,56	2,41	1,07	0,77	1,26	12,16	1,78	1,19	1,2
	Stuten	25,40	4,55	3,20	1,65	0,51	1,29	1,52	12,72	1,36	1,25	1,5
Brustumfang	Hengste	88,16	18,45	10,46	8,68	6,32	4,57	6,63	55,11	5,29	4,50	4,0
	Stuten	90,70	17,86	12,44	10,38	4,66	4,96	4,37	54,67	4,28	4,74	4,5
Röhrbein	Hengste	14,90	0,77	0,88	0,68	0,53	0,65	0,51	4,02	0,38	0,33	0,4
	Stuten	14,71	0,89	1,00	0,73	0,56	0,38	0,35	3,91	0,29	0,40	0,2

in Prozenten der durchschnittlichen Widerristhöhe.

9. Mon.	10. Mon.	11. Mon.	12. Mon.	15. Mon.	18. Mon.	21. Mon.	24. Mon.	30. Mon.	36. Mon.	Eltern
100,00	100,00	100,00	100,00	100,00	100,00	100,00	100,00	100,00	100,00	100,00
98,37	97,30	97,40	97,20	96,79	97,50	97,22	97,58	97,72	97,97	96,94
97,37	97,31	97,22	97,25	97,47	97,12	97,34	97,45	97,12	97,08	96,52
102,11	102,31	102,21	101,95	101,49	101,96	101,97	101,05	102,26	102,52	101,44
102,16	102,13	102,16	102,43	102,53	102,51	102,52	101,96	102,10	102,49	100,72
54,80	54,52	53,72	53,87	53,42	51,91	51,03	51,20	50,59	50,68	50,43
55,33	54,84	54,54	54,47	53,98	53,32	52,63	51,86	50,83	50,48	50,80
45,20	45,48	46,18	46,13	46,58	48,09	48,97	48,80	49,41	49,32	49,57
44,67	45,16	45,46	45,53	46,02	46,68	47,37	48,14	49,17	49,52	49,20
35,28	35,71	36,06	36,33	36,47	36,94	38,41	38,12	38,97	40,14	40,17
35,25	35,69	35,82	35,59	36,11	36,59	37,33	37,63	38,89	39,25	37,97
36,75	36,95	37,00	37,26	37,59	37,98	38,54	38,75	38,96	39,26	39,35
36,51	36,89	37,12	36,62	37,26	37,85	38,36	38,49	39,12	39,32	37,76
100,15	102,01	102,12	102,60	100,81	102,87	103,43	104,48	105,32	105,46	106,95
100,30	100,21	101,17	102,28	102,83	102,93	103,39	103,88	104,97	104,71	107,47
30,69	30,91	31,23	31,04	31,15	32,11	32,75	33,52	35,21	36,53	37,46
30,88	30,69	30,88	30,15	30,26	30,88	31,61	32,05	33,19	33,80	30,99
113,64	114,80	116,54	117,91	120,53	123,53	125,32	126,35	127,76	128,29	136,12
114,28	115,57	116,57	117,90	119,68	121,52	124,04	124,98	127,21	128,43	125,72
14,48	14,58	14,56	14,66	14,61	15,15	15,33	15,53	15,69	15,82	16,99
14,09	14,13	14,25	14,32	14,45	14,36	14,45	14,49	14,64	14,71	14,79

absoluten Maßzunahmen.

10. Mon.	11. Mon.	12. Mon.	1. Jahr	12.-15. Mon.	15.-18. Mon.	18.-21. Mon.	21.-24. Mon.	2. Jahr	24.-30. Mon.	30.-36. Mon.	3. Jahr	Durchschnittl. Endmaß	Gesamtzunahme Geburt bis 3. Jahr
1,57	1,58	1,80	46,12	4,69	1,74	2,64	2,91	11,98	4,82	2,90	7,72	162,90	65,82
1,64	0,82	0,01	45,61	2,71	3,36	2,76	1,05	9,88	4,09	4,56	8,65	160,04	64,14
1,05	1,68	1,47	43,37	3,95	2,74	2,16	3,39	12,24	4,92	3,24	8,16	159,60	63,77
1,54	0,68	0,05	42,83	2,95	2,75	3,01	1,20	9,91	3,46	4,37	7,83	155,37	60,57
1,87	1,48	1,47	47,25	4,10	2,47	2,70	2,54	11,81	5,82	3,37	9,19	167,00	68,25
1,59	0,90	0,38	47,26	2,91	3,42	2,84	0,23	9,40	4,39	5,29	9,68	164,04	66,34
0,48	–0,13	1,04	12,31	1,86	–1,34	0,03	1,75	2,30	1,49	1,62	3,11	82,55	17,72
0,19	0,03	–0,09	14,03	0,77	0,82	0,48	–0,65	1,42	0,53	1,72	2,25	80,75	17,70
1,09	1,71	0,76	33,81	2,83	3,08	2,61	1,16	9,68	3,33	1,28	4,61	80,35	48,10
1,45	0,79	0,10	31,58	1,94	2,54	2,28	1,70	8,46	3,56	2,84	6,40	79,29	46,44
1,16	1,06	1,03	26,70	1,91	1,34	3,22	0,66	7,13	3,20	3,04	6,24	65,40	40,07
1,22	0,46	–0,31	23,37	1,72	1,91	2,13	0,84	6,60	3,20	2,66	5,86	62,83	35,83
0,86	0,66	1,03	25,66	2,24	1,24	1,85	1,45	6,78	2,20	1,56	3,76	63,90	36,20
1,09	0,67	–0,71	20,87	1,92	2,07	1,86	0,60	6,45	2,56	2,10	4,66	62,93	31,98
4,33	1,76	2,53	71,18	2,17	4,84	3,56	4,64	15,21	6,38	3,28	9,66	172,80	96,05
2,18	1,76	1,58	66,64	3,55	3,62	3,52	1,88	12,51	5,95	4,38	10,33	167,58	89,48
0,89	0,84	0,30	18,88	1,61	1,98	1,83	2,15	7,57	4,31	3,11	7,42	59,45	33,87
0,94	0,52	–0,73	17,57	0,67	1,94	1,96	0,99	5,56	3,07	2,50	5,57	54,10	28,70
3,40	4,28	4,06	80,70	9,40	6,58	5,99	4,27	26,24	9,32	4,78	14,10	209,21	121,04
3,69	2,36	1,89	76,14	5,77	6,72	7,54	2,36	22,39	8,56	7,83	16,39	205,62	114,92
0,36	0,21	0,43	6,13	0,59	1,06	0,67	0,75	3,07	1,01	0,67	1,68	25,78	10,88
0,28	0,27	0,12	5,56	0,57	0,36	0,53	0,20	1,66	0,83	0,78	1,61	23,54	8,83

Tabelle 4. *Die durchschnittl. Maßzunahmen in Proz. der durchschnittl. Gesamtzunahme.*

		Durchschnittl. Anfangsmaß in cm	1. Vierteljahr %	1. Halbjahr %	1. Jahr %	2. Jahr %	3. Jahr %	Durchschnittl. Endmaß in cm	Durchschnittl. Gesamtzunahme von Geburt bis 3. Jahr %
Widerristhöhe	Hengste	97,08	33,2	50,8	70,06	18,21	11,73	162,90	100,00
	Stuten	95,90	39,0	54,5	71,10	15,30	13,50	160,04	
Rückenhöhe	Hengste	95,83	31,6	48,2	68,01	19,19	12,80	159,60	100,00
	Stuten	94,80	37,8	50,1	70,70	16,30	13,00	155,37	
Kruppenhöhe	Hengste	98,75	35,7	51,9	69,23	17,30	13,47	167,00	100,00
	Stuten	97,70	41,2	55,5	71,20	14,20	14,60	164,04	
Beinlänge	Hengste	64,83	30,1	44,0	69,47	12,98	17,55	82,55	100,00
	Stuten	63,05	41,1	65,3	79,80	7,90	12,00	80,75	
Brusttiefe	Hengste	32,25	34,8	53.2	70,29	20,13	9,58	80,35	100,00
	Stuten	32,85	36,6	50,4	68,00	18,30	13,70	79,29	
Kruppenbreite	Hengste	25,33	33,0	47,7	66,60	17,79	15,61	65,40	100,00
	Stuten	27,00	33,7	46,5	65,30	18,00	16,60	62,23	
Kruppenlänge	Hengste	27,70	36,6	51,8	70,88	18,78	10,34	63,90	100,00
	Stuten	30,95	33,0	44,3	65,10	20,10	14,70	62,93	
Rumpflänge	Hengste	75,75	35,9	54,5	74,10	15,84	10,06	172,80	100,00
	Stuten	78,10	36,8	55,2	74,30	13,90	11,70	167,58	
Brustbreite	Hengste	25,58	28,1	37,1	55,74	22,35	21,92	59,45	100,00
	Stuten	25,40	32,8	44,3	61,20	19,80	19,90	54,10	
Brustumfang	Hengste	88,16	31,1	45,5	66,67	23,31	10,02	209,21	100,00
	Stuten	90,70	35,4	47,6	66,20	19,40	14,40	205,62	
Röhrbein	Hengste	14,90	21,3	36,8	56,34	28,21	15,45	25,78	100,00
	Stuten	14,71	29,6	44,3	62,90	18,80	18,30	23,54	

Tabelle 5. *Der Zuwachs der einzelnen Körpermaße in Proz. der absolut. Geburtsmaße.*

		1. Halbjahr	1. Jahr	2. Jahr	3. Jahr	Geburt b. 3. Jahr
Widerrist-höhe	Hengste	34,5	47,5	12,4	7,9	67,8
	Stuten	36,5	47,5	10,3	9,1	66,9
Rücken-höhe	Hengste	32,1	45,3	12,7	8,5	66,5
	Stuten	34,9	45,2	10,4	8,2	63,8
Kruppen-höhe	Hengste	35,8	47,8	11,9	9,2	68,9
	Stuten	37,8	48,4	9,6	9,9	67,9
Beinlänge	Hengste	12,0	19,0	3,5	4,8	27,3
	Stuten	18,3	22,3	2,2	3,5	28,0
Brusttiefe	Hengste	78,6	101,7	30,0	14,2	145,9
	Stuten	71,1	96,0	25,9	19,6	141,5
Kruppen-breite	Hengste	75,5	105,4	28,2	24,6	158,2
	Stuten	61,8	86,1	24,4	21,7	132,2
Kruppen-länge	Hengste	68,8	92,6	24,5	13,5	130,6
	Stuten	47,1	67,4	21,3	15,5	104,2
Rumpf-länge	Hengste	69,1	94,0	20,1	12,6	126,7
	Stuten	63,1	85,3	16,0	13,2	114,5
Brustbreite	Hengste	49,2	73,7	29,2	28,2	131,7
	Stuten	50,1	69,1	21,9	22,0	113,0
Brust-umfang	Hengste	62,4	91,6	29,7	16,1	137,4
	Stuten	60,3	83,9	24,6	18,1	126,6
Röhrbein	Hengste	26,9	41,1	20,6	11,2	72,9
	Stuten	26,6	37,8	11,3	10,9	60,0

Tabelle 6.

	M. 1						M. 2						M. 3						M. 4					
	Mutter: Waldine Fohlen: weiblich geboren am 8. IV. 1927						Mutter: Villia Fohlen: weiblich geboren am 13. IV. 1927						Mutter: Thyra Fohlen: weiblich geboren am 16. IV. 1927						Mutter: Trine Fohlen: männlich geboren am 15. IV. 1927					
	25. IV.	26. IV.	27. IV.	28. IV.	29. IV.	30. IV.	25. IV.	26. IV.	27. IV.	28. IV.	29. IV.	30. IV.	25. IV.	26. IV.	27. IV.	28. IV.	29. IV.	30. IV.	25. IV.	26. IV.	27. IV.	28. IV.	29. IV.	30. IV.
	Gewicht in kg						Gewicht in kg						Gewicht in kg						Gewicht in kg					
6 Uhr	83,8	84,8	85,9	86,8	87,8	88,9	77,8	79,1	80,6	82,0	83,6	84,9	78,5	79,7	81,1	82,8	84,2	85,6	97,2	98,7	100,2	101,6	102,9	104,2
8 „ 30 Min.	83,5	84,5	85,6	86,5	87,3	88,6	77,3	78,7	80,3	81,6	83,3	84,5	78,2	79,5	80,8	82,5	83,9	85,3	96,5	98,4	100,0	100,9	102,5	103,8
8 „ 40 „	84,3	85,3	86,3	87,3	88,0	89,2	78,3	79,6	81,4	82,9	84,2	85,5	79,1	80,6	81,6	83,2	84,7	86,1	97,6	99,6	101,7	102,0	103,6	104,7
Milchmenge:	0,8	0,8	0,7	0,8	0,7	0,6	1,0	0,9	1,1	1,3	0,9	1,0	0,9	1,1	0,8	0,7	0,8	0,8	1,1	1,2	1,7	1,1	1,1	1,0
11 Uhr	83,6	84,7	85,7	86,6	87,5	88,7	77,5	79,0	80,7	82,2	83,5	84,8	78,3	79,7	81,0	82,6	84,0	85,5	97,0	98,6	101,6	101,4	102,7	104,0
11 „ 10 Min.	84,3	85,4	86,5	87,6	88,3	89,5	78,4	80,0	81,4	83,0	84,4	85,7	79,4	80,5	81,9	83,5	85,0	86,6	97,8	99,4	101,8	102,3	103,6	104,9
Milchmenge:	0,7	0,7	0,8	1,0	0,8	0,8	0,9	1,0	0,7	0,8	0,9	0,9	1,1	0,8	0,9	0,9	1,0	1,1	0,8	0,8	0,2	0,9	0,9	0,9
13 Uhr 20 Min.	83,8	84,6	85,9	86,8	87,7	88,8	77,8	79,3	81,1	82,5	83,8	85,0	78,5	80,0	81,2	82,8	84,2	85,7	97,4	99,0	Kolikanfall	101,4	103,0	104,2
13 „ 30 „	84,8	85,4	86,9	87,7	88,7	89,9	78,9	80,5	82,3	83,5	84,8	86,2	79,5	81,0	82,3	84,2	85,3	86,7	98,5	99,9		102,4	104,0	105,3
Milchmenge:	1,0	0,8	1,0	0,9	1,0	1,1	1,1	1,2	1,2	1,0	1,0	1,2	1,0	1,0	1,1	1,4	1,1	1,0	1,1	0,9		1,0	1,0	1,1
15 Uhr 40 Min.	84,0	85,0	86,0	86,9	87,9	89,1	78,1	79,5	81,2	82,8	84,0	85,3	78,8	80,2	81,6	83,3	84,5	85,9	97,7	99,2	100,7	101,7	103,2	104,5
15 „ 50 „	84,8	85,7	86,6	87,7	88,8	89,8	78,8	80,4	82,0	83,6	84,9	86,2	79,7	81,1	82,8	84,1	85,4	86,8	98,6	100,0	102,0	102,6	104,0	105,4
Milchmenge:	0,8	0,7	0,6	0,8	0,9	0,7	0,7	0,9	0,8	0,8	0,9	0,9	0,9	0,9	1,2	0,8	0,9	0,9	0,9	0,8	1,3	0,9	0,8	0,9
18 Uhr 10 Min.	84,3	85,3	86,3	87,2	88,3	89,6	78,4	79,8	81,3	82,8	84,3	85,5	79,0	80,3	82,0	83,5	84,9	86,2	97,9	99,4	101,0	102,2	103,5	104,8
18 „ 20 „	85,0	86,2	87,1	87,8	89,0	90,4	79,8	80,7	82,5	83,7	85,4	86,4	80,0	81,7	83,3	84,6	86,3	87,3	98,9	100,6	102,6	103,3	104,6	105,6
Milchmenge:	0,7	0,9	0,8	0,6	0,7	0,8	1,4	0,9	1,2	0,9	1,1	0,9	1,0	1,4	1,3	1,1	1,4	1,1	1,0	1,2	1,6	1,1	1,1	0,8
Gesamtmilchmenge in kg	4,0	3,9	3,9	4,2	4,1	4,0	5,1	4,9	5,0	4,8	4,8	4,9	4,9	5,2	5,3	4,9	5,2	4,9	4,9	4,9	4,8	5,0	4,9	4,7
Gewichtszunahme bei Nacht	—	0,5	0,6	0,5	0,6	0,6	—	0,7	0,8	0,7	0,8	0,6	—	0,7	0,8	0,8	0,7	0,7	—	0,7	0,8	0,6	0,7	0,7
Gewichtszunahme am Tage	0,5	0,5	0,4	0,4	0,5	0,7	0,6	0,7	0,7	0,8	0,7	0,6	0,5	0,6	0,9	0,7	0,7	0,6	0,7	0,7	0,8	0,6	0,6	0,6

	M. 5			
	Mutter: Clary d'Ans Fohlen: weiblich geboren am 23. IV. 1927			
	27. IV.	28. IV.	29. IV.	30. IV.
	Gewicht in kg			
6 Uhr	64,9	66,2	67,6	69,1
7 „ 50 Min.	64,6	66,0	67,3	68,7
7 „ 55 „	65,1	66,6	67,9	69,5
Milchmenge:	0,5	0,6	0,6	0,8
9 Uhr 40 Min.	64,7	66,2	67,5	69,0
9 „ 50 „	65,5	67,2	68,4	69,9
Milchmenge:	0,8	1,0	0,9	0,9
12 Uhr 20 Min.	64,8	66,2	67,7	69,4
12 „ 30 „	65,7	67,1	68,7	70,3
Milchmenge:	0,9	0,9	1,0	0,9
13 Uhr 50 Min.	65,0	66,7	67,9	69,6
14 „	65,8	67,5	68,9	70,4
Milchmenge:	0,8	0,8	1,0	0,8
15 Uhr 50 Min.	65,1	66,7	68,0	69,7
16 „	66,1	67,7	68,8	70,7
Milchmenge:	1,0	1,0	0,8	1,0
18 Uhr	65,6	66,8	68,3	69,9
18 „ 10 Min.	66,4	67,6	69,2	70,8
Milchmenge:	0,9	0,8	0,9	0,9
Gesamtmilchmenge in kg	4,9	5,1	5,2	5,3
Gewichtszunahme bei Nacht	—	0,7	0,8	0,8
Gewichtszunahme am Tage	0,6	0,6	0,7	0,8

GPSR Compliance

The European Union's (EU) General Product Safety Regulation (GPSR) is a set of rules that requires consumer products to be safe and our obligations to ensure this.

If you have any concerns about our products, you can contact us on ProductSafety@springernature.com

In case Publisher is established outside the EU, the EU authorized representative is:

Springer Nature Customer Service Center GmbH
Europaplatz 3
69115 Heidelberg, Germany

Batch number: 10682323

Printed by Printforce, the Netherlands